人体肌肉
拉伸手法图解
下肢 ◀

李清正 李 威 著

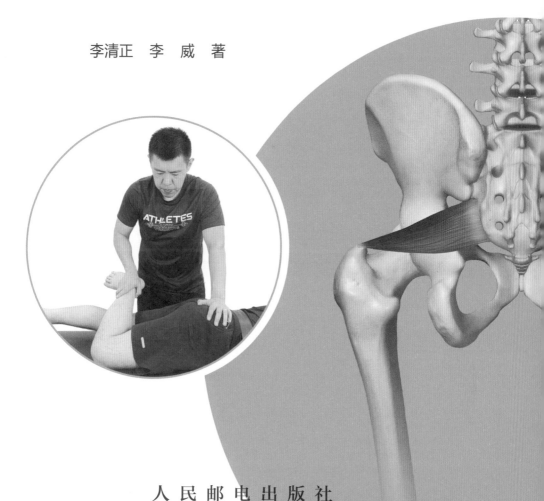

人民邮电出版社
北京

图书在版编目（CIP）数据

人体肌肉拉伸手法图解. 下肢 / 李清正，李威著
. -- 北京 : 人民邮电出版社，2022.9
ISBN 978-7-115-58928-6

Ⅰ. ①人… Ⅱ. ①李… ②李… Ⅲ. ①下肢－康复训
练－图解 Ⅳ. ①R493-64

中国版本图书馆CIP数据核字(2022)第046964号

免责声明

<h2 align="center">内 容 提 要</h2>

　　本书由国家体育总局体育科学研究所的专家，在总结多年理论研究与服务国家举重队等多支
国家队实践经验基础上创作而成。本书配有丰富的肌肉图与真人实拍图，从肌肉解剖、功能和拉
伸技术三个方面全面介绍了髋关节、膝关节和踝关节等处的 20 余种下肢肌肉的拉伸手法，为因
肌肉短缩而导致运动功能降低的运动员、健身爱好者等人群提供了系统、科学、有效的拉伸解决
方案，适合运动员、健身爱好者、物理治疗师等人群阅读。

◆ 著　　　　李清正　李　威
　　责任编辑　裴　倩
　　责任印制　马振武

◆ 人民邮电出版社出版发行　　北京市丰台区成寿寺路 11 号
　　邮编　100164　电子邮件　315@ptpress.com.cn
　　网址　https://www.ptpress.com.cn
　　北京瑞禾彩色印刷有限公司印刷

◆ 开本：700×1000　1/16
　　印张：9.25　　　　　　　　2022 年 9 月第 1 版
　　字数：160 千字　　　　　　2022 年 9 月北京第 1 次印刷

定价：69.80 元

读者服务热线：**(010)81055296**　印装质量热线：**(010)81055316**
反盗版热线：**(010)81055315**
广告经营许可证：京东市监广登字 20170147 号

随意运动（以下简称运动）是指个体在特定环境中有目的地主动完成某一任务所采用的策略。中枢神经系统发出的神经冲动到达外周效应器后引起肌肉收缩，肌肉通过收缩带动其所附着的骨及骨连结产生位移，从而产生运动，骨、骨连结和骨骼肌共同组成了运动系统。

当肌肉的循环和神经支配均处于最佳状态时，肌肉可自由活动，收缩与放松功能正常，且弹性与强度同样正常，因此不会造成损伤和疼痛。但是当出现大脑皮层功能异常、神经传导功能异常、肌肉血液供应异常、支配肌肉的外周神经敏化等情况时，肌肉功能会产生异常，从而出现肌肉过度使用、误用、废用等情况，这些情况通常会直接或间接地导致肌肉发生短缩，从而影响运动系统的效能。

肌肉发生短缩后，会造成多方面的影响，主要如下。

1. 关节活动范围缩小：肌肉自身延展性受到限制，导致关节活动范围缩小。

2. 形成扳机点：在短缩的肌肉中形成扳机点从而引发外周肌肉疼痛。

3. 肌肉力量比例失衡：短缩的肌群会对其拮抗肌产生抑制作用，造成主动肌与拮抗肌之间的力量比例失衡，从而影响关节的稳定性和运动效能。

4. 出现不良代偿：短缩的肌群会使协同肌或远隔部位的肌肉出现不良代偿，引发运动力线的异常，引起邻近部位或远隔部位的肌肉疼痛或运动功能异常等。

上述问题可以通过物理治疗来解决。物理治疗是指通过运动训练、手法治疗、物理因子治疗等方式，帮助由不同原因造成的运动功能障碍的人最大限度地改善身体结构和身体功能，从而增强其独立生活与运动的能力，并使其更好地适应社会工作和家庭生活。

肌肉骨骼系统功能障碍的相关研究与治疗经验明确证实，放松和拉伸短缩的肌肉和其他相关结构可有效改善运动功能障碍，提升运动表现。针对这些短缩肌肉所采用的相关物理治疗拉伸手法（后统称拉伸技术）具有明确的效果，并且适用范围较广。

本书针对相关肌肉的拉伸技术进行了详细的讲解，旨在帮助读者解决下肢相关肌肉的短缩问题。本书可以为运动员、健身爱好者和物理治疗师等各领域中运动功能水平因肌肉短缩而降低的人群提供系统的、科学有效的拉伸技术。

CONTENTS

目 录

第一章
简介

本章将对解剖体位、运动平面及解剖参照点、肌肉系统等进行简要说明，同时对本书所采用的拉伸技术进行说明。

一、解剖体位

本书在描述人体的任何结构时，均参照标准的人体解剖体位。标准的人体解剖体位（见图1.1）为身体直立，面向前，两眼平视前方，足尖向前，双臂垂放于躯干两侧，掌心向前。

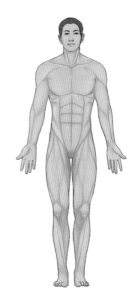

图1.1 标准的人体解剖体位

二、运动平面及解剖参照点

在对人体的运动进行描述时，可以使用3个相互垂直的运动平面（见图1.2）来对运动进行分解，它们分别是矢状面、冠状面及水平面。

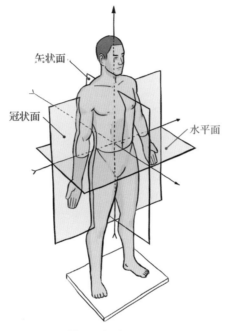

图1.2　运动平面

（一）矢状面

矢状面（见图1.3）是指将人体分成左、右两个部分的前后方向的纵切面，该切面与冠状面及水平面相互垂直。经过人体正中的矢状面为正中矢状面，该面将人体分成左右相等的两个部分。在矢状面上产生的运动包括屈曲运动和伸展运动。

1. 屈曲运动

在矢状面上，远离解剖体位发生的向前的运动，称为屈曲运动。例如，在矢状面上可以产生肩关节屈曲运动、肘关节屈曲运动、腕关节屈曲运动等。

2. 伸展运动

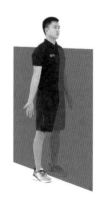

图1.3　矢状面

在矢状面上，远离解剖体位发生的向后的运动，称为伸展运动。例如，在矢状面上可以产生肩关节伸展运动、肘关节伸展运动、腕关节伸展运动等。

NSCA

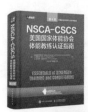
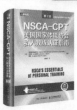
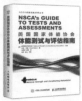
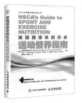

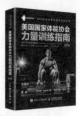
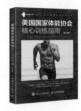
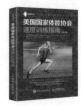

NASM

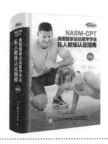
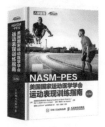
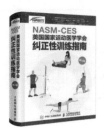

ACSM

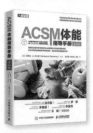

福利 1 ⋯⋯⋯ 首次登陆
即赠 15 天免费会员体验

福利 2 ⋯⋯⋯ 免费获取电子书
《居家科学健身方法指导》

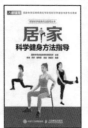

《居家科学健身方法指导》

福利 3 ⋯⋯⋯ 领取满 200 减 20 优惠券

**人邮体育
会员福利**

免费课程

会员专属价

自定义训练计划

自定义训练方案

优惠券

会员免邮

积分双倍

更多福利持续更新

加入我们的读者交流群
每日分享一点运动健身小知识

• 扫二维码添加
• 输入验证消息【进群】
• 通过邀请即可进群

(二)冠状面

冠状面（见图1.4）是指将人体分为前、后两个部分的左右方向的纵切面，该切面与矢状面及水平面相互垂直。在冠状面上产生的运动包括内收运动和外展运动。

1. 内收运动

在冠状面上，朝着正中矢状面发生的向内的运动，称为内收运动。例如，在冠状面上可以产生肩关节内收运动、腕关节内收运动等。

2. 外展运动

在冠状面上，远离正中矢状面发生的向外的运动，称为外展运动。例如，在冠状面上可以产生肩关节外展运动、腕关节外展运动等。

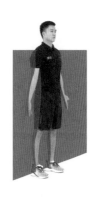

图1.4 冠状面

对于脊柱（如颈椎、胸椎和腰椎）而言，远离正中矢状面发生的向外的运动，称为侧屈运动。

(三)水平面

水平面（见图1.5）也称横切面，是与地平面平行的将人体分为上、下两个部分的切面，该切面与矢状面及冠状面相互垂直。在水平面上产生的运动包括内旋运动和外旋运动。

1. 内旋运动

在水平面上发生的向内的运动，称为内旋运动。例如，在冠状面上可以产生肩关节内旋运动。

对于前臂而言，手掌面发生的向下或向后的运动称为旋前运动。

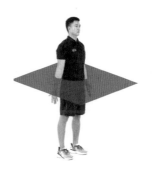

图1.5 水平面

2. 外旋运动

在水平面上发生的向外的运动，称为外旋运动。例如，在冠状面上可以产生肩关节外旋运动。

对于前臂而言，手掌面发生的向上或向前的运动称为旋后运动。

(四)解剖参照点

为了便于理解和阅读，下面参照解剖术语对本书中出现的解剖参照点进行说明。

- 前侧：距身体腹侧面近的为前侧。
- 后侧：距身体背侧面近的为后侧。
- 内侧：距离身体正中矢状面近的为内侧。
- 外侧：距离身体正中矢状面远的为外侧。
- 上方：靠近头部的为上方。
- 下方：靠近足部的为下方。
- 近端：在四肢中，靠近肢体根部的为近端。
- 远端：在四肢中，远离肢体根部的为远端。
- 浅层：靠近体表的为浅层。
- 深层：靠近内腔的为深层。

三、肌肉组织

运动系统中的肌肉属于横纹肌，由于绝大部分附着于骨，故又名骨骼肌（后文简称肌肉）。肌肉是运动系统的动力装置。

（一）向心收缩、离心收缩和等长收缩

根据运动中肌肉长度变化、肌肉张力变化与关节位移的相对关系，肌肉收缩类型分为向心收缩、离心收缩和等长收缩3种。

1. 向心收缩

使肌肉缩短的收缩称为向心收缩。向心收缩时肌肉的起止点相互靠近、肌肉缩短，肌肉张力增大，关节产生位移。

2. 离心收缩

将肌肉拉长的收缩称为离心收缩。离心收缩时肌肉的起止点相互远离、肌肉被拉长，肌肉张力增大，关节产生位移。

3. 等长收缩

使肌肉长度保持不变的收缩称为等长收缩。等长收缩时肌肉的起止点及肌肉长度不发生改变，肌肉张力增大，关节不产生位移。

（二）稳定肌和运动肌

根据肌肉在运动中所发挥的作用的不同，肌肉可分为稳定肌和运动肌两种。

稳定肌含有较多的慢肌纤维，在非疲劳性正常姿势控制的无负荷运动中，稳定肌的有效募集占据主导地位，可提供稳定性。当出现疼痛或运动功能障碍时，控

制稳定肌的神经肌肉控制系统出现功能下调，通常表现为稳定肌的运动单位募集不足或延迟、肌肉力量减弱、肌肉被拉长（延展性增强），从而进一步导致关节稳定性减弱、关节松弛、关节活动范围过度扩大等。

运动肌含有较多的快肌纤维，在疲劳性高负荷或速度型运动中，运动肌的有效募集占据主导地位，可实现快速运动功能及产生爆发力。当出现疼痛或运动功能障碍时，控制运动肌的神经肌肉控制系统出现功能上调，通常表现为运动肌的运动单位过度募集、肌肉过度激活、肌肉力量增强、肌肉发生短缩（延展性减弱），从而进一步导致关节的僵硬度增加、关节活动范围缩小等。

（三）主动肌、协同肌和拮抗肌

肌肉很少以孤立的方式完成运动，这句话包含两层意思：一是某块肌肉很少只具备产生某种单一运动的功能，如肱二头肌收缩不仅可以使肘关节产生屈曲运动，还可以使前臂产生旋后运动；二是某种运动很少只通过某块单独的肌肉收缩产生。因此，一项运动通常需要主动肌、协同肌以及拮抗肌的相互配合来完成。

主动肌也称原动肌，指在某项运动中起主要作用的肌肉。例如，肱二头肌的功能之一是使肘关节产生屈曲运动。在手握哑铃掌心向上进行哑铃弯举的肘关节屈曲运动中，肱二头肌通过向心收缩所做的功对于完成该运动具有最高的贡献率，因此在这种情况下，肱二头肌是完成该运动的主动肌。

协同肌是一组与主动肌共同运动并具有相同运动功能的肌肉，它们可以起到辅助主动肌的作用，或者起到更强的稳定关节的作用，但是其对于完成某一运动的贡献率低于主动肌。例如，在上述手握哑铃掌心向上进行哑铃弯举的肘关节屈曲运动中，肱桡肌通过向心收缩辅助肱二头肌共同完成该运动，但其在该运动中的贡献率低于肱二头肌，故此时肱桡肌作为肱二头肌的协同肌与肱二头肌共同完成该运动。主动肌在疼痛、出现炎症或神经冲动传导不良等情况下，其作用会受到抑制，此时协同肌需要发挥主动肌原先应当发挥的作用，这种现象称为协同肌主导。

拮抗肌是与主动肌作用相反的肌肉。例如，肱三头肌（可以使肘关节产生伸展运动）与肱二头肌互为拮抗肌。在手握哑铃掌心向上进行哑铃弯举的肘关节屈曲运动中，肱三头肌与肱二头肌（主动肌）、肱桡肌（协同肌）同时收缩，具体来讲，肱三头肌通过离心收缩与后两种肌肉共同控制肘关节屈曲的速度及肘关节的稳定性。

四、拉伸技术

（一）拉伸技术的定义和分类

拉伸技术是指利用外力拉伸短缩或挛缩的组织并使其延长的治疗技术。根据外力来源的不同，拉伸技术可以分为主动拉伸及被动拉伸两种。根据拉伸动作特征的不同，拉伸技术可以分为静态拉伸、动态拉伸、PNF（本体感觉神经肌肉促进技术）拉伸等。本书所描述的拉伸技术是将上述拉伸技术按一定顺序进行整合的肌肉物理治疗的拉伸技术。

（二）拉伸的作用

对短缩的肌肉进行合理有效的拉伸治疗，可以达到以下效果：

- 调节神经肌肉兴奋性；
- 降低肌张力；
- 改善肌肉的血液循环；
- 改善肌肉延展性；
- 防止组织发生不可逆性挛缩；
- 扩大关节活动范围；
- 调节主动肌、协同肌及拮抗肌之间的力量比例；
- 增强关节的稳定性；
- 提高运动效能。

（三）拉伸技术的适应证

每一位有运动系统症状（尤其是疼痛和/或运动受限症状）的患者都应接受检查，以评估关节和肌肉功能状况。正常的关节活动范围取决于以下几种结构：皮肤、皮下组织、肌肉、韧带、关节囊、关节面和关节内结构。这些结构中的任何一种发生改变都会导致关节活动范围的改变。若通过检查发现关节活动受限是肌肉短缩或肌肉痉挛所致，患者则需要接受肌肉的拉伸治疗。

（四）拉伸技术的禁忌证

任何病理性功能紊乱和/或疼痛都禁止采用拉伸技术治疗，此时建议患者及时寻求医疗诊断和相关治疗。常见的禁忌证包括但不限于以下几类：

- 严重的骨质疏松；
- 新发的骨折、肌肉或韧带损伤；

- 软组织内存在血肿；
- 关节内或关节周围存在被感染区域、结核、肿瘤。

（五）拉伸的程序

本书所介绍的拉伸技术将按照被动拉伸、等长收缩－放松技术、交互抑制技术的程序进行。

1. 第一步：被动拉伸

治疗师沿受限方向缓慢移动被拉伸者的相关关节至活动范围受限的末端，在末端保持30~60秒（最长可达2分钟），重复使用该方式再进行2~3次被动拉伸，逐渐扩大关节活动范围，直到该范围无法再扩大。

2. 第二步：等长收缩－放松技术

被拉伸者在关节活动受限的末端保持不动，被拉伸的肌肉或肌群等长收缩6秒，随后再进行被动拉伸，以扩大关节活动范围。

3. 第三步：交互抑制技术

被拉伸者在关节活动受限的末端保持不动，被拉伸的肌肉或肌群的拮抗肌等长收缩6秒，随后再进行被动拉伸，以扩大关节活动范围。

（六）注意事项

1. 拉伸的肌群具有选择性

当出现疼痛或运动功能障碍时，稳定肌通常表现为运动单位募集不足或延迟、力量减弱、被拉长（延展性增强），而运动肌通常表现为运动单位过度募集、过度激活、力量增强、发生短缩（延展性减弱）。因此，运动肌功能障碍是关节的僵硬度增加、活动范围缩小的主要原因，所以肌肉物理治疗的拉伸技术主要针对运动肌进行（在特殊的协同肌主导的情况下，只有当稳定肌因代偿运动肌的功能而被过度激活，进而短缩时，被拉伸者才需要针对稳定肌接受拉伸治疗，而这种情况在实践中并不多见）。

2. 避免或减少关节受压

关节受压可能会影响关节应有的活动，压迫神经组织，或损坏关节及其附近的结构。因此，在治疗过程中，治疗师应尽可能避免关节受压，若无法避免，应在条件允许的情况下尽量减少关节所受的压力。治疗师可在治疗过程中施加关节牵引力，以抵消自己在引导被拉伸者运动时可能产生的压力。

3. 避免快速拉伸

当肌肉受到快速的外力拉伸时，在肌肉被拉长的同时，肌梭感受器会受到刺激，从而引发牵张反射。牵张反射使被拉伸的肌肉收缩以对抗外力的拉伸，从而影响拉伸的效果。

4. 避免暴力拉伸

短缩的肌肉可能会引起骨膜、肌腱或肌腹疼痛，包括其他结构或节段牵涉痛。若采用暴力拉伸，僵硬且短缩的肌肉可能会因承受过大的压力而损害自身和/或相关肌腱。

5. 定期对治疗效果进行评估

若使用本书所介绍的拉伸技术未能使被拉伸者的关节活动范围进一步扩大，治疗师则应重新对相关关节进行检查，以明确其皮肤、皮下组织、肌肉、韧带、关节囊、关节面和关节内结构中，除肌肉层面以外的造成关节活动范围受限的因素。如发现关节内活动明显减少或缺少是关节活动范围受限的原因，治疗师则可通过关节松动术治疗来扩大被拉伸者的关节活动范围，本书将不再论述相关的治疗技术。

2

第二章
髋关节肌肉的拉伸技术

第一节 腘绳肌

一、腘绳肌的位置

腘绳肌（见图2.1.1）位于大腿后侧，与大腿肌前群中强有力的股四头肌相对应。

二、腘绳肌的解剖结构

腘绳肌不是单独的一块肌肉，而是一个肌群，包括股二头肌、半膜肌和半腱肌。

（一）股二头肌

股二头肌包括股二头肌长头和股二头肌短头两部分。股二头肌长头起自坐骨结节，短头起自股骨粗线外侧唇的下半部，长头和短头共同止于腓骨头。

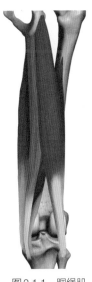

图2.1.1　腘绳肌

（二）半膜肌

半膜肌起自坐骨结节，止于胫骨内侧髁的后内侧。

（三）半腱肌

半腱肌起自坐骨结节，止于胫骨干内侧。

三、腘绳肌的功能

腘绳肌的功能是屈曲膝关节及伸展髋关节，但股二头肌、半膜肌和半腱肌的功能略有不同，分述如下。

（一）股二头肌长头的功能

髋关节伸展。

髋关节外旋。

膝关节屈曲。

使屈曲的膝关节外旋。

（二）半膜肌的功能

髋关节伸展。

髋关节内旋。

膝关节屈曲。

使屈曲的膝关节内旋。

（三）半腱肌的功能

髋关节伸展。

髋关节内旋。

膝关节屈曲。

使屈曲的膝关节内旋。

四、腘绳肌的拉伸技术（以右侧为例）

1. 被拉伸者的体位

被拉伸者呈仰卧位，右侧髋关节屈曲，被拉伸者使用治疗带或关节松动带从右侧大腿后侧固定，同时主动伸展右侧膝关节，将右侧小腿搭在治疗师的肩上。

2. 治疗师的体位

治疗师面向被拉伸者，站在其右侧，呈屈髋屈膝半蹲位。

3. 拉伸技术

I. 被动拉伸

治疗师的左手扶在被拉伸者右侧膝关节的下方，右手扶在被拉伸者左侧膝关节的上方，以固定其大腿（该拉伸技术的起始体位见图2.1.2）。

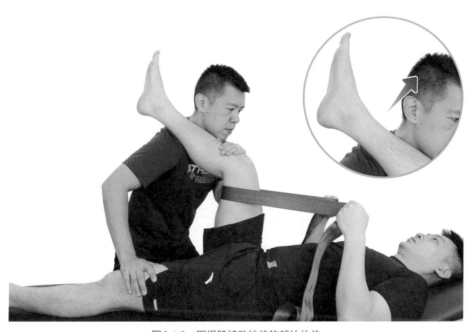

图2.1.2 腘绳肌被动拉伸的起始体位

治疗师逐渐伸膝伸髋，使被拉伸者的右侧膝关节逐渐被动伸展至活动范围末端（治疗师的用力方向如图2.1.2中的箭头所示）。在活动范围末端维持被拉伸者右侧膝关节被动伸展30~60秒。随后治疗师使用上述被动拉伸技术再进行2~3次被动拉伸，逐渐扩大被拉伸者右侧膝关节的伸展范围，直到该范围

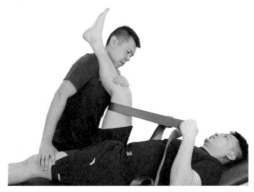

图2.1.3 腘绳肌被动拉伸的结束体位

无法再扩大（该拉伸技术的结束体位见图2.1.3）。

II. PNF拉伸

a. 等长收缩－放松技术

治疗师握法不变。被拉伸者维持右侧膝关节的角度不变，用右侧小腿用力下压治疗师的肩，使右侧腘绳肌等长收缩6秒（该拉伸技术的起始体位见图2.1.4）。

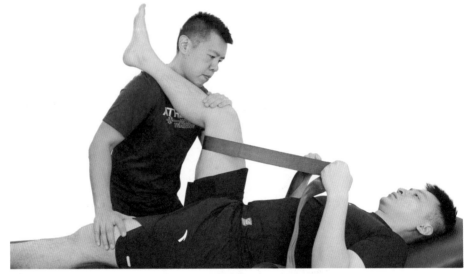

图2.1.4　腘绳肌等长收缩－放松技术的起始体位

随后被拉伸者放松并深呼吸，在其呼气时，治疗师采用被动拉伸技术尝试进一步扩大被拉伸者右侧膝关节的伸展范围（该拉伸技术的结束体位见图2.1.5）。

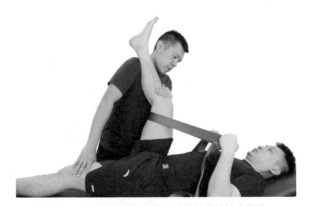

图2.1.5　腘绳肌等长收缩－放松技术的结束体位

b. 交互抑制技术

治疗师将左手放在被拉伸者右侧膝关节的上方。被拉伸者对抗治疗师左手施加的力（治疗师的用力方向如图2.1.6中的箭头所示），使右侧膝关节等长屈曲6秒（该拉伸技术的起始体位见图2.1.6）。

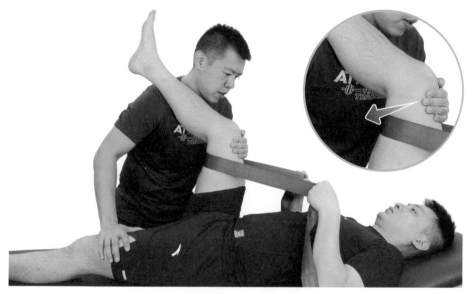

图2.1.6　腘绳肌交互抑制技术的起始体位

随后被拉伸者放松并深呼吸，在其呼气时，治疗师采用被动拉伸技术尝试进一步扩大被拉伸者右侧膝关节的伸展范围（该拉伸技术的结束体位见图2.1.7）。

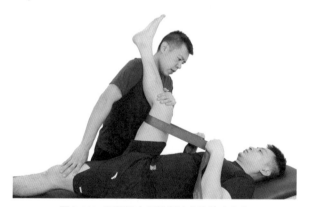

图2.1.7　腘绳肌交互抑制技术的结束体位

五、特殊说明

如需着重对股二头肌长头进行拉伸，那么被拉伸者在起始体位下，应使被拉伸侧的髋关节内收、内旋，膝关节内旋，其余拉伸技术同上。如需着重对半腱肌或半膜肌进行拉伸，那么被拉伸者在起始体位下，应使被拉伸侧的髋关节外展、外旋、膝关节内旋，其余拉伸技术同上。股二头肌短头的拉伸技术将在"第三章 膝关节肌肉的拉伸技术"进行介绍。

第二节 臀大肌

一、臀大肌的位置

臀大肌（见图2.2.1）位于臀部皮下，是臀部后群肌肉之一。臀大肌是人体中体积最大且最有力的肌肉之一。

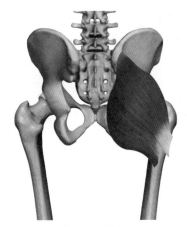

图2.2.1 臀大肌

二、臀大肌的解剖结构

臀大肌起自髂骨翼外面，骶骨背面及骶结节韧带，止于股骨的臀肌粗隆和髂胫束。臀大肌包括浅层的外上部肌纤维和深层的内下部肌纤维。

三、臀大肌的功能

臀大肌的功能是伸展髋关节和外旋髋关节，但其两部分肌纤维的功能有所不同，分述如下。

（一）臀大肌外上部肌纤维的功能

髋关节伸展。

髋关节外旋。

髋关节外展。

（二）臀大肌内下部肌纤维的功能

髋关节伸展。

髋关节外旋。

髋关节内收。

四、臀大肌外上部肌纤维的拉伸技术（以右侧为例）

1. 被拉伸者的体位

被拉伸者呈仰卧位，骨盆呈中立位。治疗师使用治疗带或关节松动带固定被拉伸者的骨盆。被拉伸者的右侧髋关节屈曲约90°，右侧膝关节屈曲。

2. 治疗师的体位

治疗师面向被拉伸者站在其右侧。

3. 拉伸技术

I. 被动拉伸

治疗师用左手握住被拉伸者的右侧膝关节前侧，用右手握住其右侧膝关节正上方的大腿后侧（该拉伸技术的起始体位见图2.2.2）。

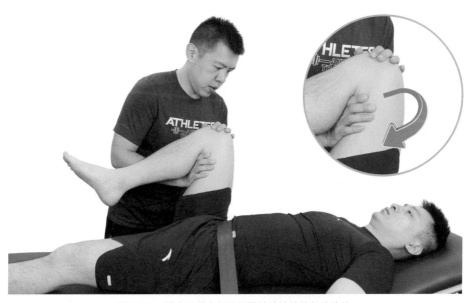

图2.2.2 臀大肌外上部肌纤维被动拉伸的起始体位

治疗师使被拉伸者的右侧髋关节逐渐被动屈曲并内收、内旋至活动范围末端（内收约20°），治疗师的用力方向如图2.2.2中的箭头所示。在活动范围末端维持被拉伸者右侧髋关节被动屈曲并内收、内旋30~60秒。随后治疗师使用上述被动拉伸技术再进行2~3次被动拉伸，逐渐扩大被拉伸者右侧髋关节的屈曲并内收、内旋范围，直到该范围无法再扩大（该拉伸技术的结束体位见图2.2.3）。

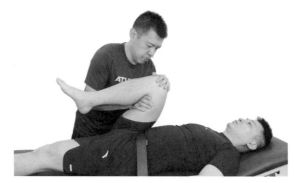

图2.2.3　臀大肌外上部肌纤维被动拉伸的结束体位

II. PNF拉伸

a. 等长收缩 – 放松技术

治疗师右手握住的位置不变，左手置于治疗床上。被拉伸者维持右侧髋关节的角度不变，对抗治疗师右手施加的力（治疗师的用力方向如图2.2.4中的箭头所示），使右侧髋关节等长伸展6秒（该拉伸技术的起始体位见图2.2.4）。

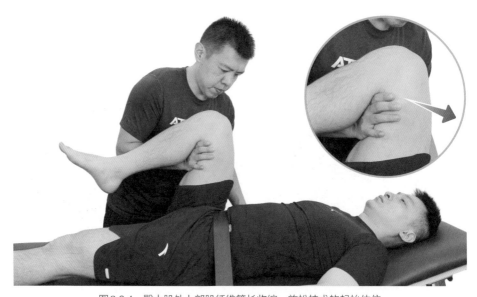

图2.2.4　臀大肌外上部肌纤维等长收缩 – 放松技术的起始体位

随后被拉伸者放松并深呼吸，在其呼气时，治疗师采用被动拉伸技术尝试进一步扩大被拉伸者右侧髋关节的屈曲范围（该拉伸技术的结束体位见图2.2.5）。

b. 交互抑制技术

治疗师将左手放在被拉伸者右侧膝关节近端的大腿前侧。被拉伸

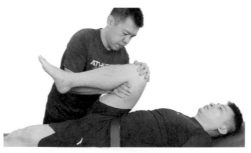

图2.2.5　臀大肌外上部肌纤维等长收缩－放松技术的结束体位

者对抗治疗师左手施加的力（治疗师的用力方向如图2.2.6中的箭头所示），使右侧髋关节等长屈曲6秒（该拉伸技术的起始体位见图2.2.6）。

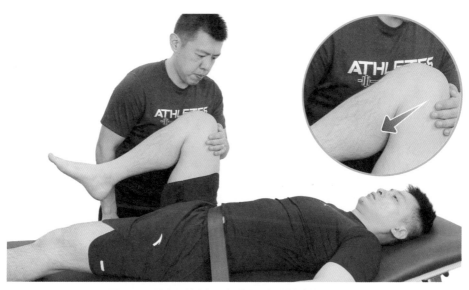

图2.2.6　臀大肌外上部肌纤维交互抑制技术的起始体位

随后被拉伸者放松并深呼吸，在其呼气时，治疗师采用被动拉伸技术尝试进一步扩大被拉伸者右侧髋关节的屈曲范围（该拉伸技术的结束体位见图2.2.7）。

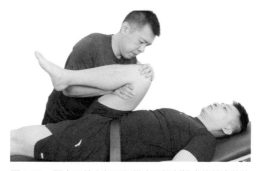

图2.2.7　臀大肌外上部肌纤维交互抑制技术的结束体位

五、特殊说明

被拉伸者髋关节内收。内旋的角度不宜过大，以免影响其髋关节被动屈曲的范围，或者因腹股沟区软组织挤压或髋臼与股骨头之间产生撞击而引起不适。臀大肌内下部肌纤维在出现功能障碍时往往呈现出肌肉萎缩的情况，因此不建议进行拉伸治疗。

第三节　股直肌

一、股直肌的位置

股直肌（见图2.3.1）是位于大腿前中部浅层的一块肌肉。

二、股直肌的解剖结构

股直肌起自髂前下棘，经髌骨韧带，止于胫骨粗隆。股直肌是股四头肌的组成部分之一，跨过髋关节和膝关节两个关节。而股四头肌的其余3个组成部分（股外侧肌、股内侧肌和股中间肌）均只跨过膝关节一个关节，相关内容将在"第三章　膝关节肌肉的拉伸技术"中进行介绍。

三、股直肌的功能

髋关节屈曲。

膝关节伸展。

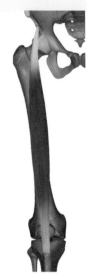

图2.3.1　股直肌

四、股直肌的拉伸技术（以右侧为例）

1. 被拉伸者的体位

被拉伸者呈俯卧位，治疗师可在其右侧膝关节下方放置一个泡沫轴或垫子，以使其右侧髋关节处于轻度伸展位。被拉伸者的髋关节前侧平贴于治疗床上。治疗师可使用治疗带或关节松动带固定其骨盆，并使其右侧膝关节屈曲至最大限度。

2. 治疗师的体位

治疗师站在被拉伸者的左后侧。

3. 拉伸技术

I. 被动拉伸

治疗师用左手固定被拉伸者的骨盆，用右手握住被拉伸者右侧踝关节正上方的小腿前侧（该拉伸技术的起始体位见图2.3.2）。

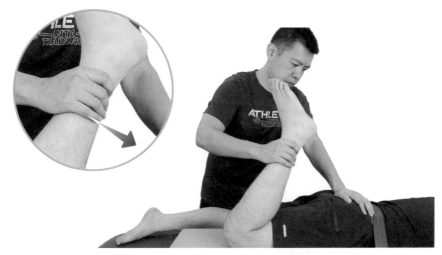

图2.3.2　股直肌被动拉伸的起始体位

　　治疗师使被拉伸者的右侧膝关节逐渐被动屈曲至活动范围末端，其用力方向如图2.3.2中的箭头所示。在活动范围末端维持被拉伸者右侧膝关节被动屈曲30~60秒。随后治疗师使用上述被动拉伸技术再进行2~3次被动拉伸，逐渐扩大被拉伸者右侧膝关节的屈曲范围，直到该范围无法再扩大（该拉伸技术的结束体位见图2.3.3）。

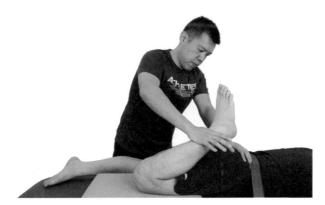

图2.3.3　股直肌被动拉伸的结束体位

II. PNF拉伸

a. 等长收缩-放松技术

治疗师握住的位置不变。被拉伸者维持右侧膝关节的角度不变，对抗治疗师右手施加的力（治疗师的用力方向如图2.3.4中的箭头所示），使右侧膝关节等长伸展6秒（该拉伸技术的起始体位见图2.3.4）。

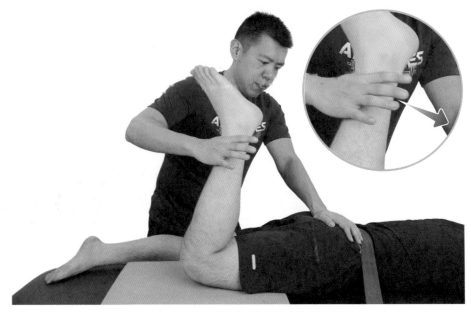

图2.3.4　股直肌等长收缩－放松技术的起始体位

随后被拉伸者放松并深呼吸，在其呼气时，治疗师采用被动拉伸技术尝试进一步扩大被拉伸者右侧膝关节的屈曲范围（该拉伸技术的结束体位见图2.3.5）。

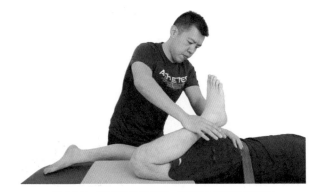

图2.3.5　股直肌等长收缩－放松技术的结束体位

b. 交互抑制技术

治疗师用右手握住被拉伸者右侧踝关节的后侧。被拉伸者对抗治疗师右手施加的力（治疗师的用力方向如图2.3.6中的箭头所示），使右侧膝关节等长屈曲6

秒（该拉伸技术的起始体位见图2.3.6）。

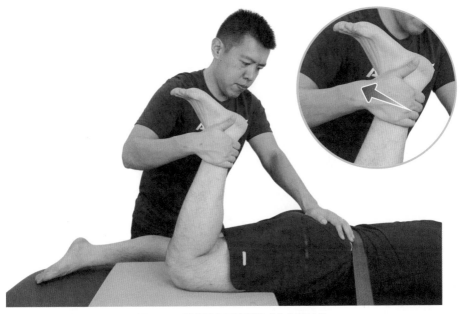

图2.3.6 股直肌交互抑制技术的起始体位

随后被拉伸者放松并深呼吸，在其呼气时，治疗师采用被动拉伸技术尝试进一步扩大被拉伸者右侧膝关节的屈曲范围（该拉伸技术的结束体位见图2.3.7）。

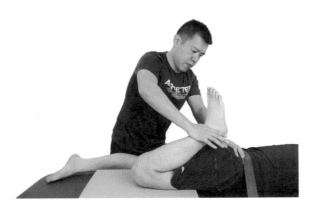

图2.3.7 股直肌交互抑制技术的结束体位

五、特殊说明

在整个拉伸过程中，被拉伸者应始终保持髋关节前侧平贴于治疗床上，以免出现因腰部过度前凸而使腰部后侧结构受到挤压，从而产生不适感的情况。

第四节　缝匠肌

一、缝匠肌的位置

缝匠肌（见图2.4.1）经髋关节前侧至膝关节内侧，是人体中最长的肌肉，呈扁带状。

二、缝匠肌的解剖结构

缝匠肌起自髂前上棘，止于胫骨上端的内侧面。

三、缝匠肌的功能

髋关节屈曲。

髋关节外展。

髋关节外旋。

膝关节屈曲。

膝关节内旋。

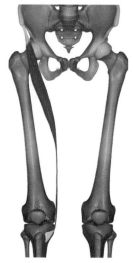

图2.4.1　缝匠肌

四、缝匠肌的拉伸技术（以左侧为例）

1. 被拉伸者的体位

被拉伸者呈左侧卧位。治疗师可使用治疗带或关节松动带固定被拉伸者的骨盆。被拉伸者将右侧髋关节和膝关节均屈曲约90°，可将右侧膝关节和小腿置于垫子上；左侧髋关节呈中立位，左侧膝关节伸直。

2. 治疗师的体位

治疗师站在被拉伸者的左后侧。

3. 拉伸技术

I. 被动拉伸

治疗师用左手从外侧握住被拉伸者的左侧膝关节，用右手握住其左侧踝关节正上方的小腿部位（该拉伸技术的起始体位见图2.4.2）。

治疗师使被拉伸者的左侧髋关节逐渐被动伸展并内收、内旋至活动范围末端（治疗师的用力方向如图2.4.2中的箭头所示）。在活动范围末端维持被拉伸者左侧髋关节被动伸展及内收、内旋30~60秒。随后治疗师使用上述被动拉伸技术再进行2~3次被动拉伸，逐渐扩大被拉伸者左侧髋关节的伸展及内收、内旋范围，直到该范围无法再扩大（该拉伸技术的结束体位见图2.4.3）。

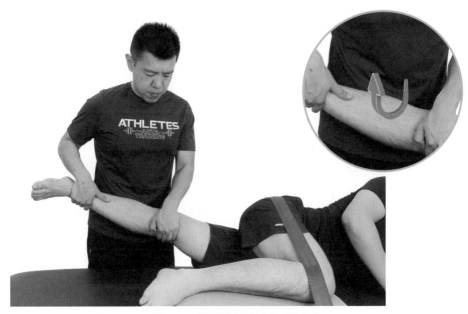

图2.4.2　缝匠肌被动拉伸的起始体位

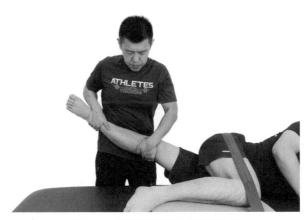

图2.4.3　缝匠肌被动拉伸的结束体位

II. PNF拉伸

a. 等长收缩－放松技术

治疗师的握法不变。被拉伸者维持左侧髋关节的角度不变，对抗治疗师右手施加的力（治疗师的用力方向如图2.4.4中的箭头所示），使左侧髋关节等长外展6秒（该拉伸技术的起始体位见图2.4.4）。

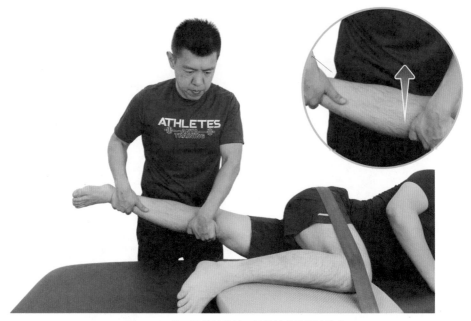

图2.4.4　缝匠肌等长收缩－放松技术的起始体位

　　随后被拉伸者放松并深呼吸，在其呼气时，治疗师采用被动拉伸技术尝试进一步扩大被拉伸者左侧髋关节的伸展及内收、内旋范围（该拉伸技术的结束体位见图2.4.5）。

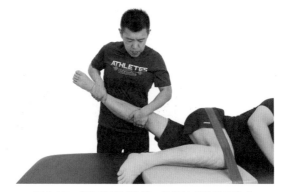

图2.4.5　缝匠肌等长收缩－放松技术的结束体位

b. 交互抑制技术

　　治疗师用左手手掌抵住被拉伸者左侧膝关节的内侧。被拉伸者对抗治疗师左手施加的力（治疗师的用力方向如图2.4.6中的箭头所示），使左侧髋关节等长内收6秒（该拉伸技术的起始体位见图2.4.6）。

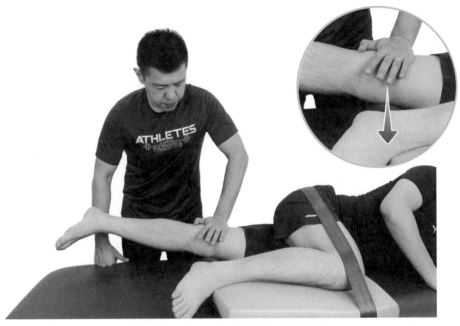

图2.4.6　缝匠肌交互抑制技术的起始体位

随后被拉伸者放松并深呼吸，在其呼气时，治疗师采用被动拉伸技术尝试进一步扩大被拉伸者左侧髋关节的伸展及内收、内旋范围（该拉伸技术的结束体位见图2.4.7）。

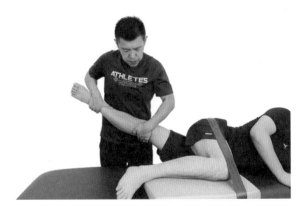

图2.4.7　缝匠肌交互抑制技术的结束体位

五、特殊说明

在进行髋关节被动伸展时，治疗师应避免被拉伸者腰部过度前凸，否则其可能会因腰部后侧结构受到挤压而感到不适。

第五节　梨状肌

一、梨状肌的位置

梨状肌（见图2.5.1）位于小骨盆后壁，位于臀区中部，臀大肌深面。

二、梨状肌的解剖结构

梨状肌起自骶骨前面、骶前孔外侧，止于股骨大转子尖端。

三、梨状肌的功能

髋关节外展。

髋关节外旋。

当髋关节屈曲角度超过60°时，可使髋关节内旋。

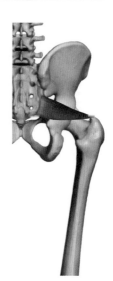

图2.5.1　梨状肌

四、梨状肌的拉伸技术

由于梨状肌的功能与髋关节的屈曲角度有关，因此下面将分别介绍在两种不同的髋关节屈曲角度下梨状肌的拉伸技术。

（一）在髋关节屈曲角度小于60°的体位下梨状肌的拉伸技术（以右侧为例）

1. 被拉伸者的体位

被拉伸者呈仰卧位。治疗师可使用治疗带或关节松动带固定被拉伸者的骨盆。被拉伸者将右侧髋关节和膝关节均屈曲，但髋关节屈曲角度小于60°，同时将右侧脚跟放在治疗床上；左侧髋关节呈中立位，左侧膝关节伸直。

2. 治疗师的体位

治疗师站在被拉伸者的右侧。

3. 拉伸技术

l. 被动拉伸

治疗师用右手握住被拉伸者右侧膝关节的外侧，用左手和左侧前臂支撑并控制其骨盆（该拉伸技术的起始体位见图2.5.2）。

治疗师使被拉伸者的右侧髋关节逐渐被动内收并内旋至活动范围末端（治疗师的用力方向如图2.5.2中的箭头所示）。在活动范围末端维持被拉伸者右侧髋关节被动内收及内旋30~60秒。随后治疗师使用上述被动拉伸技术再进行2~3次被动拉伸，逐渐扩大被拉伸者右侧髋关节的内收及内旋范围，直到该范围无法再扩大（该拉伸技术的结束体位见图2.5.3）。

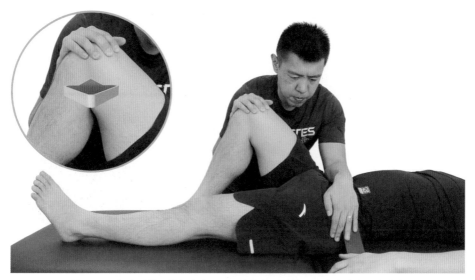

图2.5.2　在髋关节屈曲角度小于60°的体位下梨状肌被动拉伸的起始体位

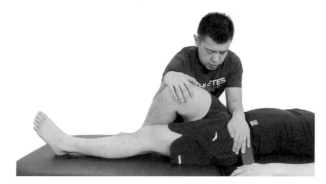

图2.5.3　在髋关节屈曲角度小于60°的体位下梨状肌被动拉伸的结束体位

II. PNF拉伸

a. 等长收缩－放松技术

治疗师用右手抵住被拉伸者右侧膝关节的外侧。被拉伸者维持右侧髋关节的角度不变，对抗治疗师右手施加的力（治疗师的用力方向如图2.5.4中的箭头所示），使右侧髋关节等长外展、外旋6秒（该拉伸技术的起始体位见图2.5.4）。

随后被拉伸者放松并深呼吸，在其呼气时，治疗师采用被动拉伸技术尝试进一步扩大被拉伸者右侧髋关节的内收及内旋范围（该拉伸技术的结束体位见图2.5.5）。

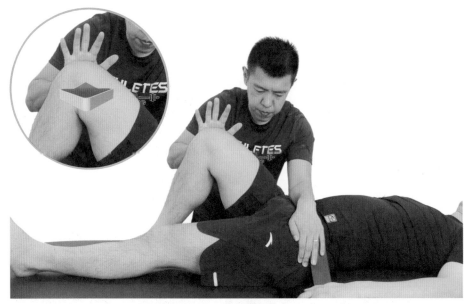

图2.5.4　在髋关节屈曲角度小于60°的体位下梨状肌等长收缩－放松技术的起始体位

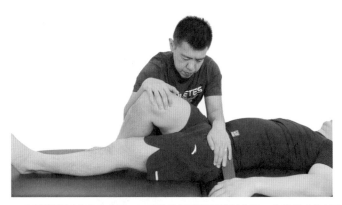

图2.5.5　在髋关节屈曲角度小于60°的体位下梨状肌等长收缩－放松技术的结束体位

b. 交互抑制技术

　　治疗师用右手抵住被拉伸者右侧膝关节的内侧。被拉伸者对抗治疗师右手施加的力（治疗师的用力方向如图2.5.6中的箭头所示），使右侧髋关节等长内收、内旋6秒（该拉伸技术的起始体位见图2.5.6）。

　　随后被拉伸者放松并深呼吸，在其呼气时，治疗师采用被动拉伸技术尝试进一步扩大被拉伸者右侧髋关节的内收及内旋范围（该拉伸技术的结束体位见图2.5.7）。

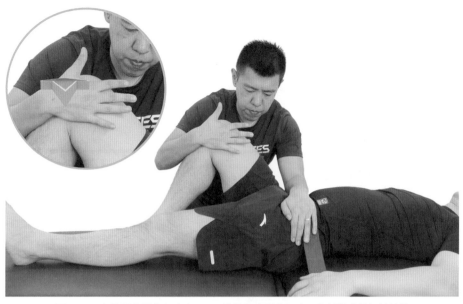

图2.5.6 在髋关节屈曲角度小于60°的体位下梨状肌交互抑制技术的起始体位

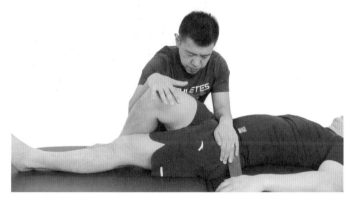

图2.5.7 在髋关节屈曲角度小于60°的体位下梨状肌交互抑制技术的结束体位

（二）在髋关节屈曲角度大于60°的体位下梨状肌的拉伸技术（以右侧为例）

1. 被拉伸者的体位

被拉伸者呈仰卧位。治疗师可使用治疗带或关节松动带固定被拉伸者的骨盆。被拉伸者的右侧髋关节和膝关节均屈曲约90°。左侧髋关节呈中立位，左侧膝关节伸直。

2. 治疗师的体位

治疗师站在被拉伸者的右侧。

3. 拉伸技术

I. 被动拉伸

治疗师用左手握住被拉伸者右侧膝关节的外侧，用右手握住其右侧踝关节上方的小腿外侧（该拉伸技术的起始体位见图2.5.8）。

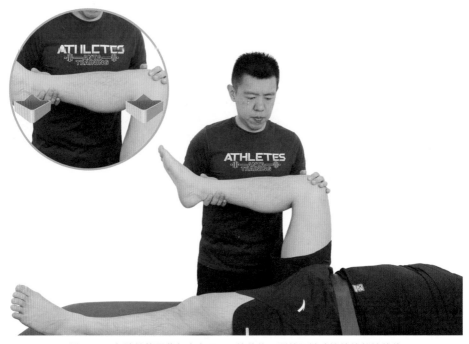

图2.5.8　在髋关节屈曲角度大于60°的体位下梨状肌被动拉伸的起始体位

治疗师使被拉伸者的右侧髋关节逐渐被动内收并外旋至活动范围末端（治疗师的用力方向如图2.5.8中的箭头所示）。在活动范围末端维持被拉伸者右侧髋关节被动内收及外旋30~60秒。随后治疗师使用上述被动拉伸技术再进行2~3次被动拉伸，逐渐扩大被拉伸者右侧髋关节的内收及外旋范围，直到该范围无法再扩大（该拉伸技术的结束体位见图2.5.9）。

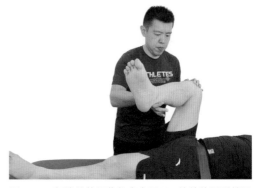

图2.5.9　在髋关节屈曲角度大于60°的体位下梨状肌被动拉伸的结束体位

II. PNF拉伸

a. 等长收缩 – 放松技术

治疗师握住的位置不变。被拉伸者维持右侧髋关节的角度不变，对抗治疗师右手施加的力（治疗师的用力方向如图2.5.10中的箭头所示），使右侧髋关节等长外展、外旋6秒（该拉伸技术的起始体位见图2.5.10）。

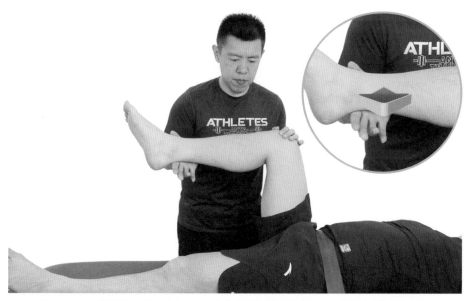

图2.5.10　在髋关节屈曲角度大于60°的体位下梨状肌等长收缩 – 放松技术的起始体位

随后被拉伸者放松并深呼吸，在其呼气时，治疗师采用被动拉伸技术尝试进一步扩大被拉伸者右侧髋关节的内收及外旋范围（该拉伸技术的结束体位见图2.5.11）。

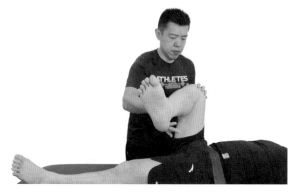

图2.5.11　在髋关节屈曲角度大于60°的体位下梨状肌等长收缩 – 放松技术的结束体位

b. 交互抑制技术

治疗师用右手握住被拉伸者右侧踝关节的内侧。被拉伸者对抗治疗师右手施加的力（治疗师的用力方向如图2.5.12中的箭头所示），使右侧髋关节等长内收、内旋6秒（该拉伸技术的起始体位见图2.5.12）。

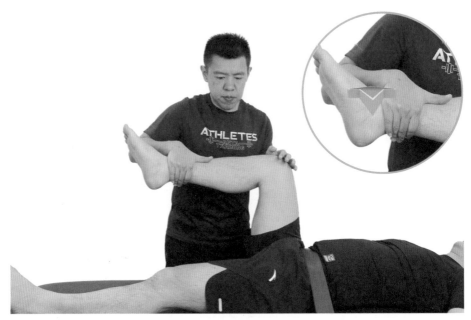

图2.5.12　在髋关节屈曲角度大于60°的体位下梨状肌交互抑制技术的起始体位

随后被拉伸者放松并深呼吸，在其呼气时，治疗师采用被动拉伸技术尝试进一步扩大被拉伸者右侧髋关节的内收及外旋范围（该拉伸技术的结束体位见图2.5.13）。

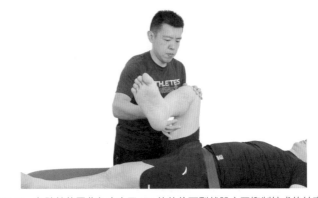

图2.5.13　在髋关节屈曲角度大于60°的体位下梨状肌交互抑制技术的结束体位

五、特殊说明

梨状肌属于髋关节外旋肌，其余5块髋关节外旋肌为上孖肌、下孖肌、闭孔内肌、闭孔外肌和股方肌，由于这5块髋关节外旋肌均属于跨单关节的深层局部稳定肌，在出现功能障碍时往往呈现出萎缩和力弱的状态，因此不建议对其进行拉伸治疗。

第六节　阔筋膜张肌

一、阔筋膜张肌的位置

阔筋膜张肌（见图2.6.1）位于大腿上部前外侧，与髂胫束相连。

二、阔筋膜张肌的解剖结构

阔筋膜张肌起自髂前上棘，移行于髂胫束，止于胫骨外侧髁。

三、阔筋膜张肌的功能

髋关节屈曲。
髋关节外展。
髋关节内旋。

四、阔筋膜张肌的拉伸技术（以左侧为例）

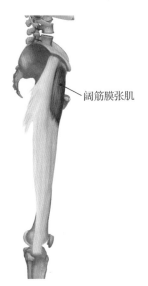

阔筋膜张肌

图2.6.1　阔筋膜张肌

1. 被拉伸者的体位

被拉伸者呈左侧卧位，治疗师可使用治疗带或关节松动带固定其骨盆。被拉伸者将右侧髋关节和膝关节均屈曲约90°，可将右侧膝关节和小腿放在垫子上；左侧髋关节伸展，被拉伸者通过将左侧脚跟搭在治疗师的右侧手臂而使左侧髋关节处于外旋位，同时左侧膝关节屈曲约90°。

2. 治疗师的体位

治疗师站在被拉伸者的左后侧。

3. 拉伸技术

I. 被动拉伸

治疗师用右手握住被拉伸者的左侧膝关节前侧，用右侧前臂支撑其左侧小腿外侧，用左手固定并控制其骨盆（该拉伸技术的起始体位见图2.6.2）。

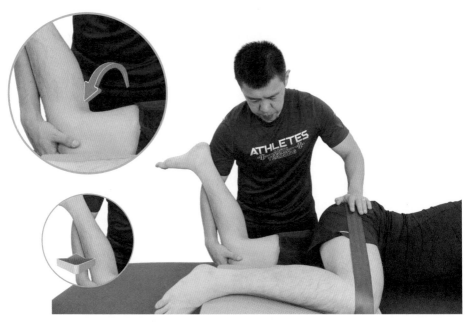

图2.6.2　阔筋膜张肌被动拉伸的起始体位

　　治疗师使被拉伸者的左侧髋关节逐渐被动伸展并内收、外旋至活动范围末端（治疗师的用力方向如图2.6.2中的箭头所示）。在活动范围末端维持被拉伸者左侧髋关节被动伸展及内收、外旋30~60秒。随后治疗师使用上述被动拉伸技术再进行2~3次被动拉伸，逐渐扩大被拉伸者左侧髋关节的伸展及内收、外旋范围，直到该范围无法再扩大（该拉伸技术的结束体位见图2.6.3）。

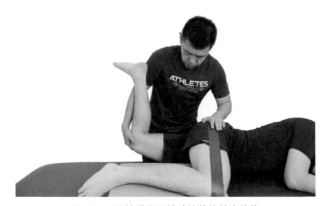

图2.6.3　阔筋膜张肌被动拉伸的结束体位

II. PNF拉伸

a. 等长收缩－放松技术

治疗师握住的位置不变。被拉伸者维持左侧髋关节的内收角度不变，对抗治疗师右手施加的力（治疗师的用力方向如图2.6.4中的箭头所示），使左侧髋关节等长外展6秒（该拉伸技术的起始体位见图2.6.4）。

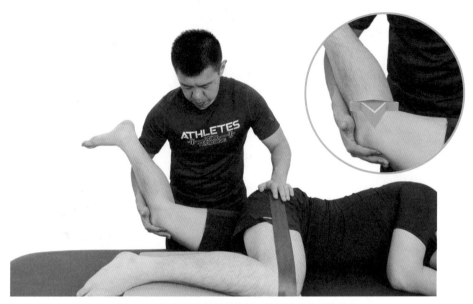

图2.6.4 阔筋膜张肌等长收缩－放松技术的起始体位

随后被拉伸者放松并深呼吸，在其呼气时，治疗师采用被动拉伸技术尝试进一步扩大被拉伸者左侧髋关节的伸展及内收、外旋范围（该拉伸技术的结束体位见图2.6.5）。

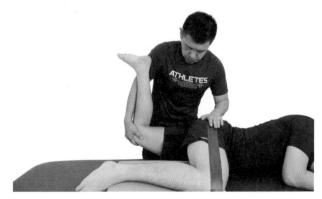

图2.6.5 阔筋膜张肌等长收缩－放松技术的结束体位

b. 交互抑制技术

治疗师将右手移至被拉伸者左侧膝关节近端大腿内侧。被拉伸者对抗治疗师右手施加的力（治疗师的用力方向如图2.6.6中的箭头所示），使左侧髋关节等长内收6秒（该拉伸技术的起始体位见图2.6.6）。

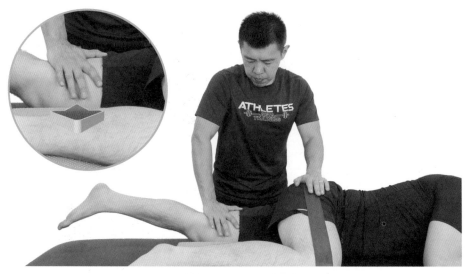

图2.6.6　阔筋膜张肌交互抑制技术的起始体位

随后被拉伸者放松并深呼吸，在其呼气时，治疗师采用被动拉伸技术尝试进一步扩大被拉伸者左侧髋关节的伸展及内收、外旋范围（该拉伸技术的结束体位见图2.6.7）。

五、特殊说明

在进行髋关节被动伸展时，治疗师应避免被拉伸者腰部过度前凸，否则其可能会因腰部后侧结构受到挤压而感到不适。

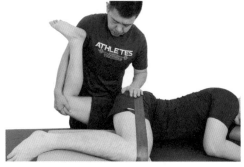

图2.6.7　阔筋膜张肌交互抑制技术的结束体位

第七节　内收肌群

一、内收肌群的位置

内收肌群（见图2.7.1）位于髋部和大腿内侧，由耻骨肌、短收肌、长收肌、大收肌及股薄肌5块肌肉组成。

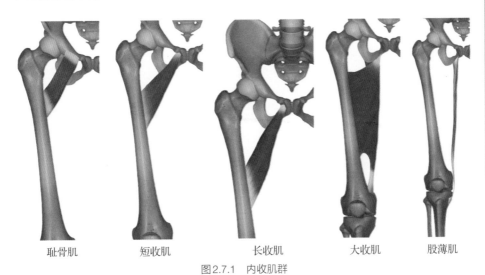

| 耻骨肌 | 短收肌 | 长收肌 | 大收肌 | 股薄肌 |

图2.7.1　内收肌群

二、内收肌群的解剖结构

（一）耻骨肌的解剖结构

耻骨肌起自耻骨上支，止于股骨耻骨肌线。

（二）短收肌的解剖结构

短收肌起自耻骨下支外侧，止于股骨耻骨肌线和股骨粗线内侧唇的近侧半。

（三）长收肌的解剖结构

长收肌起自耻骨嵴与耻骨联合之间，止于股骨粗线内侧唇的中1/3。

（四）大收肌的解剖结构

大收肌起自耻骨下支、坐骨支和坐骨结节，止于股骨粗线内侧唇、股骨内侧髁上线和收肌结节。

（五）股薄肌的解剖结构

股薄肌起自耻骨下支，经鹅足腱止于胫骨干内侧。

三、内收肌群的功能

（一）耻骨肌的功能

髋关节内收。

髋关节屈曲。

（二）短收肌的功能

髋关节内收。

髋关节屈曲。

髋关节外旋。

（三）长收肌的功能

髋关节内收。

髋关节屈曲。

（四）大收肌的功能

髋关节内收。

髋关节屈曲（上部肌纤维）。

髋关节伸展（下部肌纤维）。

（五）股薄肌的功能

髋关节内收。

膝关节屈曲。

膝关节内旋。

四、内收肌群的拉伸技术

由于内收肌群中的股薄肌跨过髋关节和膝关节2个关节，而其余4块肌肉均未对膝关节产生影响，因此在拉伸中膝关节角度的不同对内收肌群的拉伸效果会产生一定的影响。在膝关节屈曲体位下的拉伸，主要是针对耻骨肌、短收肌、长收肌及大收肌进行的拉伸，拉伸侧重点因髋关节屈曲角度的不同而略有不同；而在膝关节伸直体位下的拉伸，对于股薄肌的拉伸效果较好。下面将分别介绍在膝关节屈曲体位及膝关节伸直体位下内收肌群的拉伸技术。

（一）屈膝仰卧位内收肌群的双侧拉伸技术

1. 被拉伸者的体位

被拉伸者呈仰卧位，治疗师可使用治疗带或关节松动带固定其骨盆。被拉伸者将双侧髋关节和膝关节屈曲，将双脚放在治疗床上。

2. 治疗师的体位

治疗师面向被拉伸者的面部，站在治疗床的尾端，大约与被拉伸者的双脚平齐。

3. 拉伸技术

I. 被动拉伸

治疗师用双手握住被拉伸者的双侧膝关节内侧（该拉伸技术的起始体位见图2.7.2）。

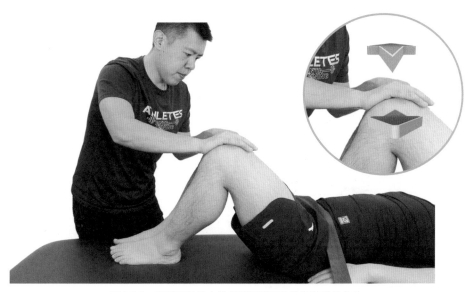

图2.7.2　屈膝仰卧位内收肌群双侧被动拉伸的起始体位

治疗师使被拉伸者的双侧髋关节逐渐被动外展、外旋至活动范围末端（治疗师的用力方向如图2.7.2中的箭头所示）。在活动范围末端维持被拉伸者双侧髋关节被动外展、外旋30~60秒。随后治疗师使用上述被动拉伸技术再进行2~3次被动拉伸，逐渐扩大被拉伸者双

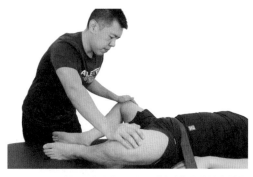

图2.7.3　屈膝仰卧位内收肌群双侧被动拉伸的结束体位

侧髋关节的外展、外旋范围，直到该范围无法再扩大（该拉伸技术的结束体位见图2.7.3）。

II. PNF拉伸

a. 等长收缩－放松技术

　　治疗师用双手抵住被拉伸者双侧膝关节的内侧。被拉伸者维持双侧髋关节的角度不变，对抗治疗师双手施加的力（治疗师的用力方向如图2.7.4中的箭头所示），使双侧髋关节等长内收、内旋6秒（该拉伸技术的起始体位见图2.7.4）。

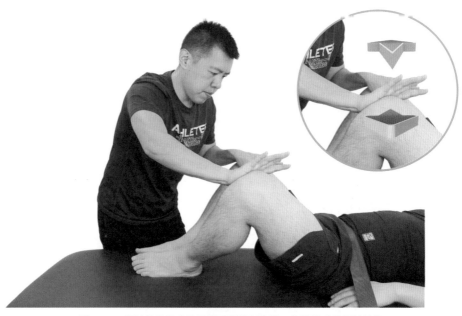

图2.7.4　屈膝仰卧位内收肌群双侧等长收缩－放松技术的起始体位

　　随后被拉伸者放松并深呼吸，在其呼气时，治疗师采用被动拉伸技术尝试进一步扩大被拉伸者双侧髋关节的外展、外旋范围（该拉伸技术的结束体位见图2.7.5）。

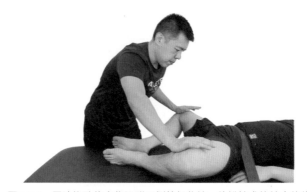

图2.7.5　屈膝仰卧位内收肌群双侧等长收缩－放松技术的结束体位

b.交互抑制技术

治疗师用双手抵住被拉伸者双侧膝关节的外侧。被拉伸者对抗治疗师双手施加的力（治疗师的用力方向如图2.7.6中的箭头所示），使双侧髋关节等长外展、外旋6秒（该拉伸技术的起始体位见图2.7.6）。

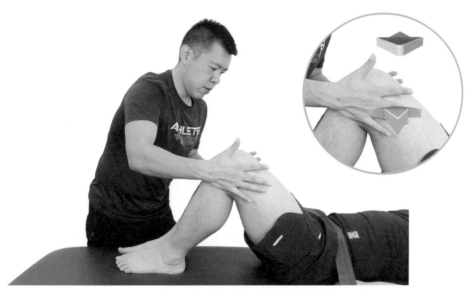

图2.7.6　屈膝仰卧位内收肌群双侧交互抑制技术的起始体位

随后被拉伸者放松并深呼吸，在其呼气时，治疗师采用被动拉伸技术尝试进一步扩大被拉伸者双侧髋关节的外展、外旋范围（该拉伸技术的结束体位见图2.7.7）。

（二）屈膝仰卧位内收肌群的单侧拉伸技术（以右侧为例）

1.被拉伸者的体位

被拉伸者呈仰卧位，治疗师可使

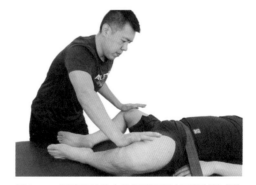

图2.7.7　屈膝仰卧位内收肌群双侧交互抑制技术的结束体位

用治疗带或关节松动带固定被拉伸者的骨盆。被拉伸者的右侧髋关节和右侧膝关节均屈曲（可采用不同的髋关节和膝关节屈曲角度），左侧下肢伸直。

2.治疗师的体位

治疗师站在被拉伸者的右侧。

3. 拉伸技术

I. 被动拉伸

治疗师用右手握住被拉伸者的右侧踝关节上方小腿内侧，用右侧前臂贴着其右侧小腿和膝关节内侧，用左手固定并控制其左侧骨盆（该拉伸技术的起始体位见图2.7.8）。

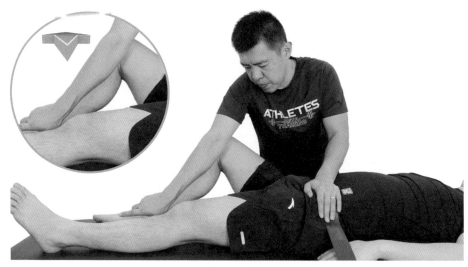

图2.7.8　屈膝仰卧位内收肌群单侧被动拉伸的起始体位

治疗师使被拉伸者的右侧髋关节逐渐被动外展、外旋至活动范围末端（治疗师的用力方向如图2.7.8中的箭头所示）。在活动范围末端维持被拉伸者的右侧髋关节被动外展、外旋30~60秒。随后治疗师使用上述被动拉伸技术再进行2~3次被动拉伸，逐渐扩大被拉伸者右侧髋关节的外展、外旋范围，直到该范围无法再扩大（该拉伸技术的结束体位见图2.7.9）。

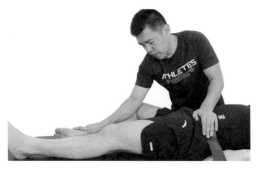

图2.7.9　屈膝仰卧位内收肌群单侧被动拉伸的结束体位

II. PNF拉伸

a. 等长收缩－放松技术

治疗师握住的位置不变。被拉伸者维持右侧髋关节的角度不变，对抗治疗师右侧前臂施加的力（治疗师的用力方向如图2.7.10中的箭头所示），使右侧髋关节等长内收、内旋6秒（该拉伸技术的起始体位见图2.7.10）。

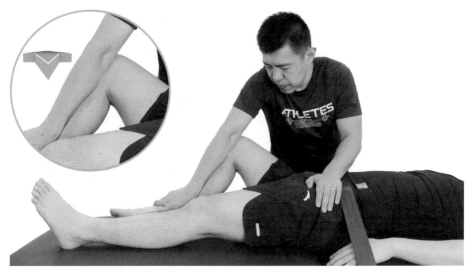

图2.7.10　屈膝仰卧位内收肌群单侧等长收缩－放松技术的起始体位

随后被拉伸者放松并深呼吸，在其呼气时，治疗师采用被动拉伸技术尝试进一步扩大被拉伸者右侧髋关节的外展、外旋范围（该拉伸技术的结束体位见图2.7.11）。

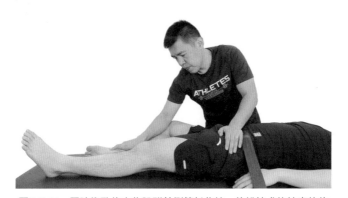

图2.7.11　屈膝仰卧位内收肌群单侧等长收缩－放松技术的结束体位

b. 交互抑制技术

治疗师用右手抵住被拉伸者右侧膝关节的外侧。被拉伸者对抗治疗师右手施加的力（治疗师的用力方向如图2.7.12中的箭头所示），使右侧髋关节等长外展、外旋6秒（该拉伸技术的起始体位见图2.7.12）。

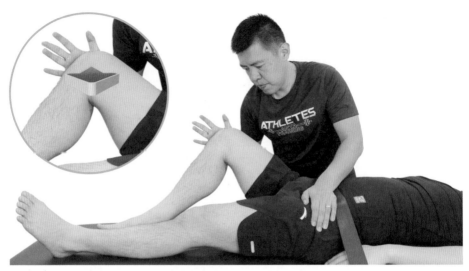

图2.7.12　屈膝仰卧位内收肌群单侧交互抑制技术的起始体位

　　随后被拉伸者放松并深呼吸，在其呼气时，治疗师采用被动拉伸技术尝试进一步扩大被拉伸者右侧髋关节的外展、外旋范围（该拉伸技术的结束体位见图2.7.13）。

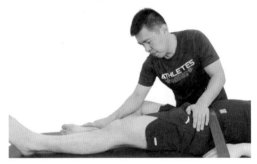

图2.7.13　屈膝仰卧位内收肌群单侧交互抑制技术的结束体位

（三）屈膝俯卧位内收肌群的单侧拉伸技术（以右侧为例）

　　1.被拉伸者的体位

　　被拉伸者呈俯卧位，治疗师可使用治疗带或关节松动带固定其骨盆。被拉伸者的右侧髋关节和右侧膝关节均屈曲（可采用不同的髋关节和膝关节屈曲角度），左侧下肢伸直。

　　2.治疗师的体位

　　治疗师站在被拉伸者的右后侧。

　　3.拉伸技术

　　l.被动拉伸

　　治疗师用右手握住被拉伸者右侧膝关节的内侧，用左手协助固定其骨盆（该拉伸技术的起始体位见图2.7.14）。

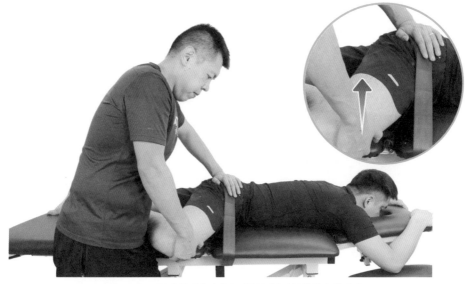

图2.7.14 屈膝俯卧位内收肌群单侧被动拉伸的起始体位

治疗师用右手向上拉，使被拉伸者的右侧髋关节逐渐被动外展、外旋至活动范围末端（治疗师的用力方向如图2.7.14中的箭头所示）。在活动范围末端维持被拉伸者右侧髋关节被动外展、外旋30~60秒。随后治疗师使用上述被动拉伸技术再进行2~3次被动拉伸，逐渐扩大被拉伸者右侧髋关节的外展、外旋范围，直到该范围无法再扩大（该拉伸技术的结束体位见图2.7.15）。

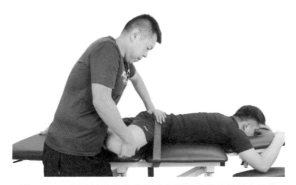

图2.7.15 屈膝俯卧位内收肌群单侧被动拉伸的结束体位

II. PNF拉伸

a. 等长收缩-放松技术

治疗师握住的位置不变。被拉伸者维持右侧髋关节的角度不变，对抗治疗师右手施加的力（治疗师的用力方向如图2.7.16中的箭头所示），使右侧髋关节等长内收、内旋6秒（该拉伸技术的起始体位见图2.7.16）。

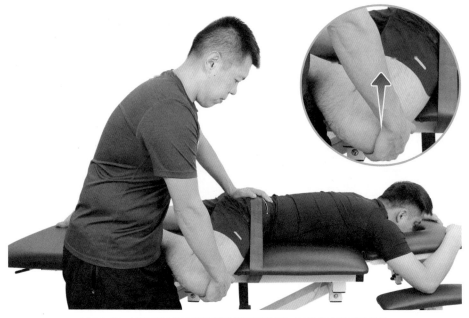

图2.7.16　屈膝俯卧位内收肌群单侧等长收缩－放松技术的起始体位

随后被拉伸者放松并深呼吸，在其呼气时，治疗师采用被动拉伸技术尝试进一步扩大被拉伸者右侧髋关节的外展、外旋范围（该拉伸技术的结束体位见图2.7.17）。

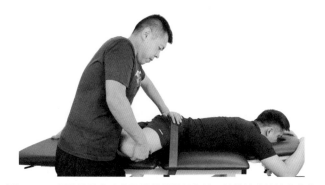

图2.7.17　屈膝俯卧位内收肌群单侧等长收缩－放松技术的结束体位

b. 交互抑制技术

治疗师用右手抵住被拉伸者右侧膝关节的外侧。被拉伸者对抗治疗师右手施加的力（治疗师的用力方向如图2.7.18中的箭头所示），使右侧髋关节等长外展、外旋6秒（该拉伸技术的起始体位见图2.7.18）。

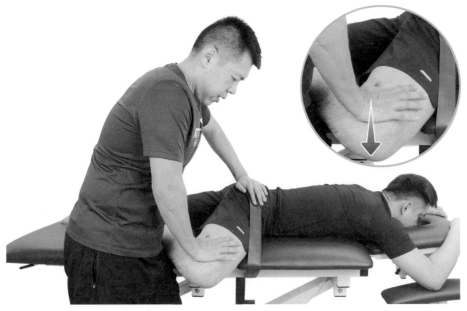

图2.7.18　屈膝俯卧位内收肌群单侧交互抑制技术的起始体位

随后被拉伸者放松并深呼吸，在其呼气时，治疗师采用被动拉伸技术尝试进一步扩大被拉伸者右侧髋关节的外展、外旋范围（该拉伸技术的结束体位见图2.7.19）。

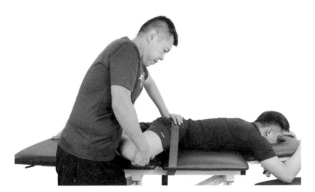

图2.7.19　屈膝俯卧位内收肌群单侧交互抑制技术的结束体位

（四）屈膝侧卧位内收肌群的单侧拉伸技术（以右侧为例）

1. 被拉伸者的体位

被拉伸者呈左侧卧位，左侧髋关节和膝关节完全屈曲。治疗师可使用治疗带或关节松动带固定其骨盆（被拉伸者也可用双手抱住自己的左侧膝关节）。被拉伸者的右侧髋关节略伸展并内旋，右侧膝关节屈曲约90°。

2. 治疗师的体位

治疗师站在被拉伸者的右后侧。

3. 拉伸技术

l. 被动拉伸

治疗师用右手握住被拉伸者右侧膝关节的前内侧，用右侧前臂和上臂支撑被拉伸者的右侧小腿内侧，用左手协助固定和控制其骨盆（该拉伸技术的起始体位见图2.7.20）。

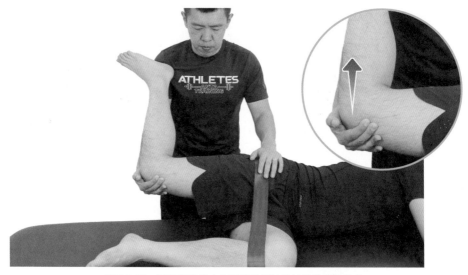

图2.7.20　屈膝侧卧位内收肌群单侧被动拉伸的起始体位

治疗师右手向上拉，使被拉伸者的右侧髋关节逐渐被动外展至活动范围末端（治疗师的用力方向如图2.7.20中的箭头所示）。在活动范围末端维持被拉伸者右侧髋关节被动外展30~60秒。随后治疗师使用上述被动拉伸技术再进行2~3次被动拉伸，逐渐扩大被拉伸者右侧髋关节的外展范围，直到该范围无法再扩大（该拉伸技术的结束体位见图2.7.21）。

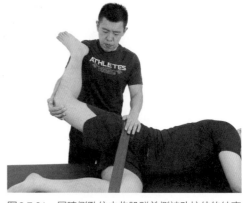

图2.7.21　屈膝侧卧位内收肌群单侧被动拉伸的结束体位

II. PNF拉伸

a. 等长收缩－放松技术

治疗师握住的位置不变。被拉伸者维持右侧髋关节的角度不变，对抗治疗师右手施加的力（治疗师的用力方向如图2.7.22中的箭头所示），使右侧髋关节等长内收6秒（该拉伸技术的起始体位见图2.7.22）。

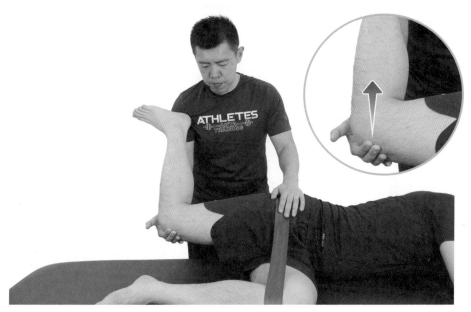

图2.7.22　屈膝侧卧位内收肌群单侧等长收缩－放松技术的起始体位

随后被拉伸者放松并深呼吸，在其呼气时，治疗师采用被动拉伸技术尝试进一步扩大被拉伸者右侧髋关节的外展范围（该拉伸技术的结束体位见图2.7.23）。

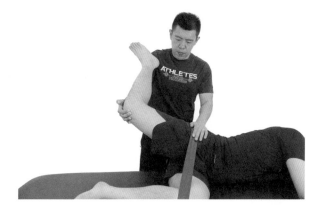

图2.7.23　屈膝侧卧位内收肌群单侧等长收缩－放松技术的结束体位

b. 交互抑制技术

治疗师用右手抵住被拉伸者右侧膝关节的外侧。被拉伸者对抗治疗师右手施加的力（治疗师的用力方向如图2.7.24中的箭头所示），使右侧髋关节等长外展6秒（该拉伸技术的起始体位见图2.7.24）。

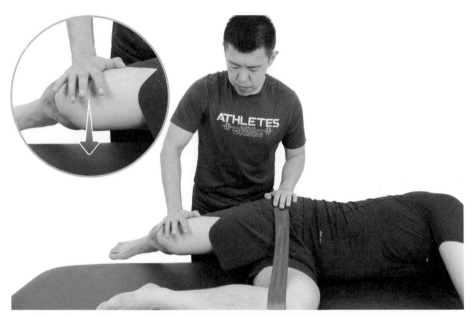

图2.7.24　屈膝侧卧位内收肌群单侧交互抑制技术的起始体位

随后被拉伸者放松并深呼吸，在其呼气时，治疗师采用被动拉伸技术尝试进一步扩大被拉伸者右侧髋关节的外展范围（该拉伸技术的结束体位见图2.7.25）。

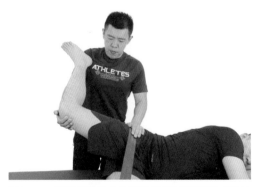

图2.7.25　屈膝侧卧位内收肌群单侧交互抑制技术的结束体位

（五）伸膝仰卧位内收肌群的单侧拉伸技术（以右侧为例）

1. 被拉伸者的体位

被拉伸者呈仰卧位，治疗师可使用治疗带或关节松动带固定其骨盆。被拉伸者的右侧髋关节外展，右侧膝关节伸直，左侧下肢伸直。

2. 治疗师的体位

治疗师站在被拉伸者的右侧。

3. 拉伸技术

I. 被动拉伸

治疗师用右手握住被拉伸者右侧踝关节正上方的小腿外侧，用左手握住被拉伸者右侧膝关节正上方的大腿内侧（该拉伸技术的起始体位见图2.7.26）。

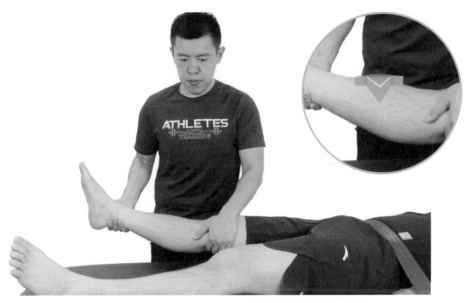

图2.7.26　伸膝仰卧位内收肌群单侧被动拉伸的起始体位

治疗师使被拉伸者的右侧髋关节逐渐被动外展至活动范围末端（治疗师的用力方向如图2.7.26中的箭头所示）。在活动范围末端维持被拉伸者右侧髋关节被动外展30~60秒。随后治疗师使用上述被动拉伸技术再进行2~3次被动拉伸，逐渐扩大被拉伸者右侧髋关节的外展范围，直到该范围无法再扩大（该拉伸技术的结束体位见图2.7.27）。

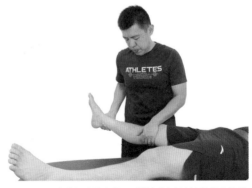

图2.7.27　伸膝仰卧位内收肌群单侧被动拉伸的结束体位

II. PNF拉伸

a.等长收缩－放松技术

治疗师握住的位置不变。被拉伸者维持右侧髋关节的角度不变，对抗治疗师左手施加的力（治疗师的用力方向如图2.7.28中的箭头所示），使右侧髋关节等长内收6秒（该拉伸技术的起始体位见图2.7.28）。

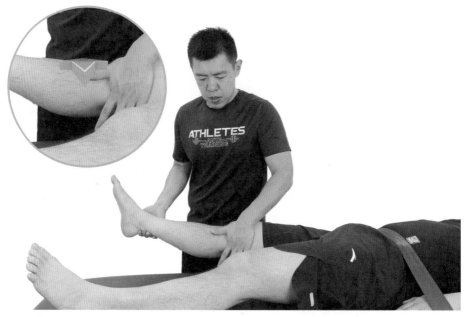

图2.7.28　伸膝仰卧位内收肌群单侧等长收缩－放松技术的起始体位

随后被拉伸者放松并深呼吸，在其呼气时，治疗师采用被动拉伸技术尝试进一步扩大被拉伸者右侧髋关节的外展范围（该拉伸技术的结束体位见图2.7.29）。

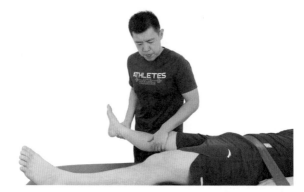

图2.7.29　伸膝仰卧位内收肌群单侧等长收缩－放松技术的结束体位

b. 交互抑制技术

治疗师握住的位置不变。被拉伸者对抗治疗师右手施加的力（治疗师的用力方向如图2.7.30中的箭头所示），使右侧髋关节等长外展6秒（该拉伸技术的起始体位见图2.7.30）。

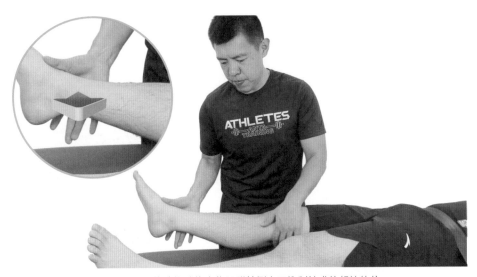

图2.7.30　伸膝仰卧位内收肌群单侧交互抑制技术的起始体位

随后被拉伸者放松并深呼吸，在其呼气时，治疗师采用被动拉伸技术尝试进一步扩大被拉伸者右侧髋关节的外展范围（该拉伸技术的结束体位见图2.7.31）。

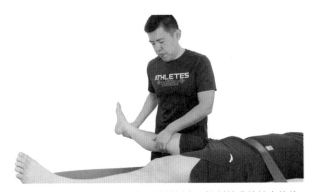

图2.7.31　伸膝仰卧位内收肌群单侧交互抑制技术的结束体位

（六）伸膝侧卧位内收肌群的单侧拉伸技术（以右侧为例）

1. 被拉伸者的体位

被拉伸者呈左侧卧位，将左侧髋关节和膝关节完全屈曲，右侧下肢伸直。治疗师可使用治疗带或关节松动带固定被拉伸者的骨盆（被拉伸者也可用双手抱住自己的左侧膝关节）。

2. 治疗师的体位

治疗师站在被拉伸者的右后侧。

3. 拉伸技术

I. 被动拉伸

治疗师用右手握住被拉伸者右侧踝关节的内侧，用左手握住其右侧膝关节的内侧（该拉伸技术的起始体位见图2.7.32）。

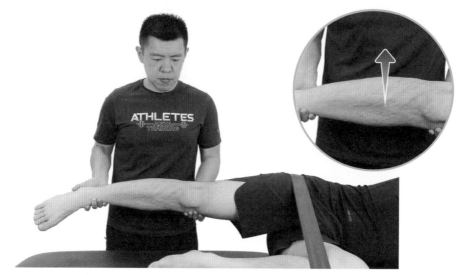

图2.7.32　伸膝侧卧位内收肌群单侧被动拉伸的起始体位

治疗师使被拉伸者的右侧髋关节伸展并轻度内旋，随后逐渐被动外展至活动范围末端（治疗师的用力方向如图2.7.32中的箭头所示）。在活动范围末端维持被拉伸者右侧髋关节被动外展30~60秒。随后治疗师使用上述被动拉伸技术再进行2~3次被动拉伸，逐渐扩大被拉伸者右侧髋关节的外展范围，直

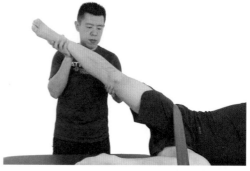

图2.7.33　伸膝侧卧位内收肌群单侧被动拉伸的结束体位

到该范围无法再扩大（该拉伸技术的结束体位见图2.7.33）。

II. PNF拉伸

a. 等长收缩 – 放松技术

治疗师的握法不变。被拉伸者维持右侧髋关节的角度不变，对抗治疗师双手施加的力（治疗师的用力方向如图2.7.34中的箭头所示），使右侧髋关节等长内收6秒（该拉伸技术的起始体位见图2.7.34）。

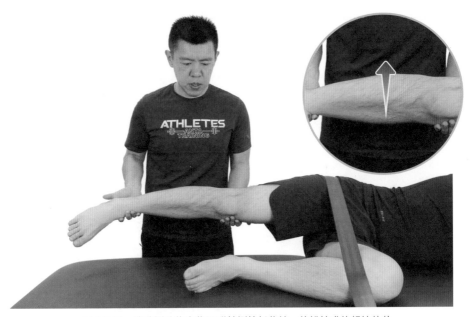

图2.7.34　伸膝侧卧位内收肌群单侧等长收缩 – 放松技术的起始体位

随后被拉伸者放松并深呼吸，在其呼气时，治疗师采用被动拉伸技术尝试进一步扩大被拉伸者右侧髋关节的外展范围（该拉伸技术的结束体位见图2.7.35）。

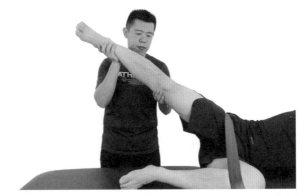

图2.7.35　伸膝侧卧位内收肌群单侧等长收缩 – 放松技术的结束体位

b. 交互抑制技术

治疗师用左手抵住被拉伸者右侧膝关节的外侧，将右手放在治疗床上，被拉伸者对抗治疗师左手施加的力（治疗师的用力方向如图2.7.36中的箭头所示），使右侧髋关节等长外展6秒（该拉伸技术的起始体位见图2.7.36）。

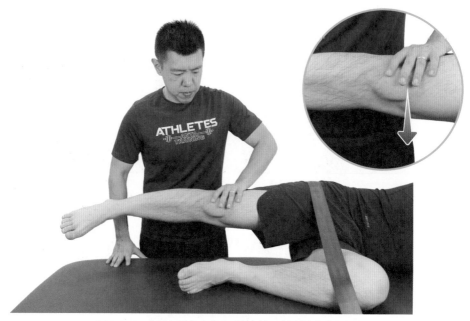

图2.7.36　伸膝侧卧位内收肌群单侧交互抑制技术的起始体位

随后被拉伸者放松并深呼吸，在其呼气时，治疗师采用被动拉伸技术尝试进一步扩大被拉伸者右侧髋关节的外展范围（该拉伸技术的结束体位见图2.7.37）。

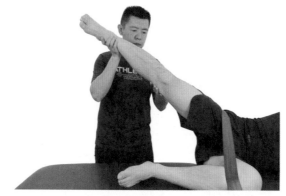

图2.7.37　伸膝侧卧位内收肌群单侧交互抑制技术的结束体位

第八节　髂腰肌

一、髂腰肌的位置

髂腰肌（见图2.8.1）是髋部前群肌肉之一，在腰椎两侧和骨盆内面，由髂肌和腰大肌组成。

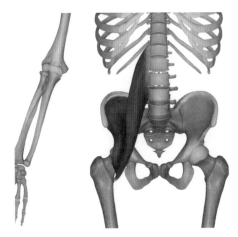

图2.8.1　髂腰肌

二、髂腰肌的解剖结构

（一）髂肌的解剖结构

髂肌起自髂窝，止于股骨小转子。

（二）腰大肌的解剖结构

腰大肌起自第十二胸椎和第一～第五腰椎体侧面和横突，止于股骨小转子。

三、髂腰肌的功能

髋关节屈曲。

髋关节外旋。

四、髂腰肌的拉伸技术（以左侧为例）

1. 被拉伸者的体位

被拉伸者呈俯卧位，骨盆呈中立位，治疗师可使用治疗带或关节松动带固定其骨盆。被拉伸者的左侧膝关节屈曲约90°，左侧脚背可靠着治疗师的右肩。

2. 治疗师的体位

治疗师站在被拉伸者的左后侧。

3. 拉伸技术

I. 被动拉伸

治疗师用左手协助固定并控制被拉伸者的骨盆，用右手握住被拉伸者左侧膝关节的前侧。治疗师向被拉伸者的右侧倾斜，使被拉伸者的左侧髋关节处于轻度外旋位（该拉伸技术的起始体位见图2.8.2）。

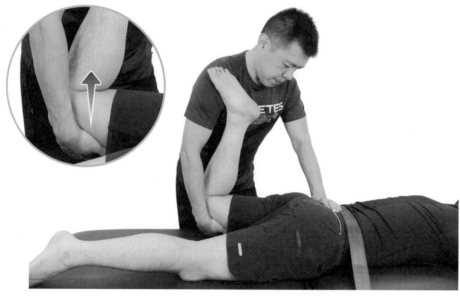

图2.8.2 髂腰肌被动拉伸的起始体位

治疗师使被拉伸者的左侧髋关节逐渐被动伸展至活动范围末端（治疗师的用力方向如图2.8.2中的箭头所示）。在活动范围末端维持被拉伸者左侧髋关节被动伸展30~60秒。随后治疗师使用上述被动拉伸技术再进行2~3次被动拉伸，逐渐扩大被拉伸者左侧髋关节的伸展范围，直到该范围无法再扩大（该拉伸技术的结束体位见图2.8.3）。

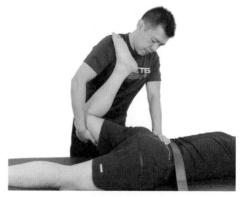

图2.8.3 髂腰肌被动拉伸的结束体位

II. PNF拉伸

a. 等长收缩 – 放松技术

治疗师握法不变。被拉伸者维持左侧髋关节的角度不变，被拉伸者对抗治疗师右手施加的力（治疗师的用力方向如图2.8.4中的箭头所示），使左侧髋关节等长屈曲6秒（该拉伸技术的起始体位见图2.8.4）。

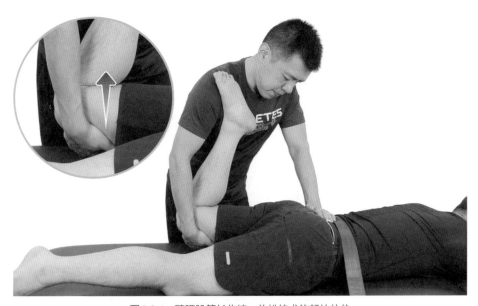

图2.8.4　髂腰肌等长收缩 – 放松技术的起始体位

随后被拉伸者放松并深呼吸，在其呼气时，治疗师采用被动拉伸技术尝试进一步扩大被拉伸者左侧髋关节的伸展范围（该拉伸技术的结束体位见图2.8.5）。

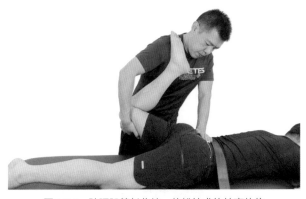

图2.8.5　髂腰肌等长收缩 – 放松技术的结束体位

b. 交互抑制技术

治疗师用右手放在被拉伸者左侧膝关节近端大腿后侧。被拉伸者对抗治疗师右手施加的力（治疗师的用力方向如图2.8.6中的箭头所示），使左侧髋关节等长伸展6秒（该拉伸技术的起始体位见图2.8.6）。

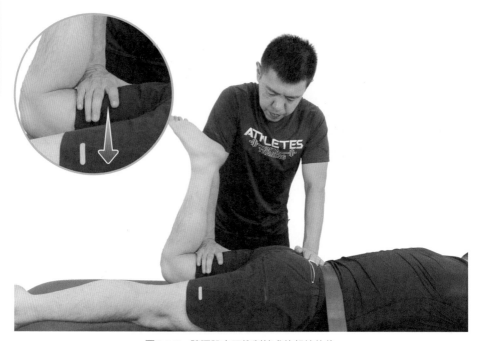

图2.8.6 髂腰肌交互抑制技术的起始体位

随后被拉伸者放松并深呼吸，在其呼气时，治疗师采用被动拉伸技术尝试进一步扩大被拉伸者左侧髋关节的伸展范围（该拉伸技术的结束体位见图2.8.7）。

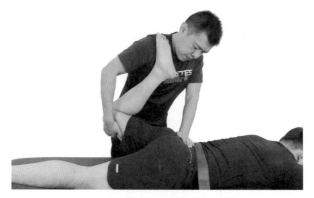

图2.8.7 髂腰肌交互抑制技术的结束体位

五、特殊说明

在整个拉伸过程中，被拉伸者应始终保持髋关节的前侧平贴于治疗床上，以免出现因腰部过度前凸而使腰部后侧结构受到挤压，从而产生不适感的情况。

第九节　髋关节的复合肌群

在体育运动中，髋关节可通过整合在3个运动平面上的运动，而在三维空间内进行复杂的复合运动。例如，在足球运动中，对于高空球的停球动作既可以通过髋关节的屈曲、外展、外旋的复合运动完成，也可以通过髋关节的屈曲、内收、内旋的复合运动完成，如图2.9.1所示。

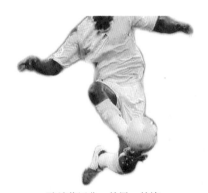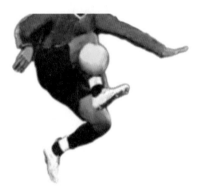

髋关节屈曲、外展、外旋　　　　　　　髋关节屈曲、内收、内旋

图2.9.1　髋关节的复合运动

因此对于髋关节肌肉的拉伸技术而言，治疗师可以针对不同的复合肌群对被拉伸者进行单运动平面内的拉伸治疗和多运动平面内的拉伸治疗。

一、单运动平面内的拉伸技术

（一）髋关节内旋肌群的拉伸技术（以右侧为例）

髋关节内旋肌群包括阔筋膜张肌、半腱肌、半膜肌、臀中肌的前部肌纤维以及臀小肌（后两者属于稳定肌，因此不建议进行拉伸治疗），对髋关节内旋肌群进行整体拉伸可以扩大髋关节的整体外旋活动范围。

1. 被拉伸者的体位

被拉伸者呈俯卧位，治疗师可使用治疗带或关节松动带固定其骨盆。被拉伸者的右侧髋关节呈中立位，右侧膝关节屈曲约90°，左侧下肢伸直。

2. 治疗师的体位

治疗师站在被拉伸者的左后方。

3. 拉伸技术

I. 被动拉伸

治疗师用右手握住被拉伸者右侧踝关节上方的小腿外侧，用左手协助固定和控制被拉伸者的骨盆（该拉伸技术的起始体位见图2.9.2）。

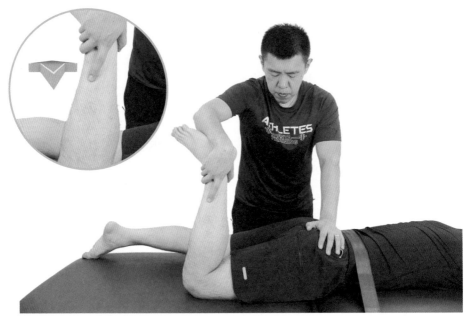

图2.9.2　髋关节内旋肌群被动拉伸的起始体位

治疗师使被拉伸者的右侧髋关节逐渐被动外旋至活动范围末端（治疗师的用力方向如图2.9.2中的箭头所示）。在活动范围末端维持被拉伸者右侧髋关节被动外旋30~60秒。随后治疗师使用上述被动拉伸技术再进行2~3次被动拉伸，逐渐扩大被拉伸者右侧髋关节的外旋范围，直到该范围无法再扩大（该拉伸技术的结束体位见图2.9.3）。

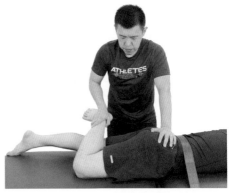

图2.9.3　髋关节内旋肌群被动拉伸的结束体位

II. PNF拉伸

a. 等长收缩－放松技术

治疗师用右手抵住被拉伸者右侧踝关节上方的小腿外侧。被拉伸者维持右侧髋关节的角度不变，对抗治疗师右手施加的力（治疗师的用力方向如图2.9.4中的箭头所示），使右侧髋关节等长内旋6秒（该拉伸技术的起始体位见图2.9.4）。

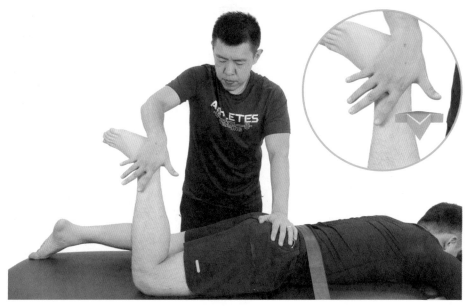

图2.9.4　髋关节内旋肌群等长收缩－放松技术的起始体位

随后被拉伸者放松并深呼吸，在其呼气时，治疗师采用被动拉伸技术尝试进一步扩大被拉伸者右侧髋关节的外旋范围（该拉伸技术的结束体位见图2.9.5）。

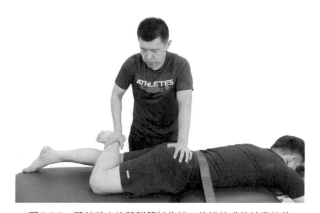

图2.9.5　髋关节内旋肌群等长收缩－放松技术的结束体位

b. 交互抑制技术

　　治疗师用右手抵住被拉伸者右侧踝关节上方的小腿内侧。被拉伸者对抗治疗师右手施加的力（治疗师的用力方向如图2.9.6中的箭头所示），使右侧髋关节等长外旋6秒（该拉伸技术的起始体位见图2.9.6）。

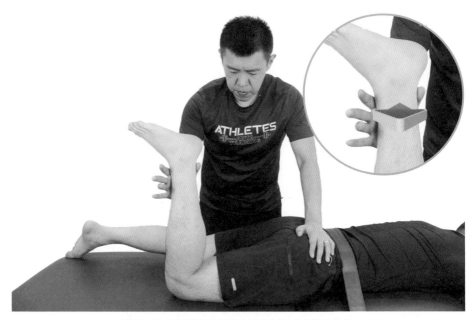

图2.9.6　髋关节内旋肌群交互抑制技术的起始体位

　　随后被拉伸者放松并深呼吸，在其呼气时，治疗师采用被动拉伸技术尝试进一步扩大被拉伸者右侧髋关节的外旋范围（该拉伸技术的结束体位见图2.9.7）。

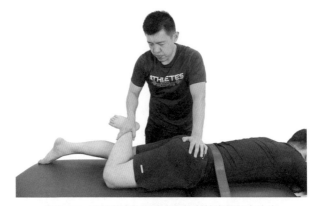

图2.9.7　髋关节内旋肌群交互抑制技术的结束体位

（二）髋关节外旋肌群的拉伸技术（以左侧为例）

髋关节外旋肌群包括髂腰肌、臀大肌、缝匠肌、短收肌、梨状肌、股二头肌长头、上孖肌、下孖肌、闭孔内肌、闭孔外肌、股方肌、臀中肌后部肌纤维等（后6者属于稳定肌，因此不建议进行拉伸治疗）。对髋关节外旋肌群进行整体拉伸可以扩大髋关节的整体内旋活动范围。

1. 被拉伸者的体位

被拉伸者呈俯卧位，治疗师可使用治疗带或关节松动带固定其骨盆。被拉伸者的左侧髋关节呈中立位，左侧膝关节屈曲约90°，右侧下肢伸直。

2. 治疗师的体位

治疗师站在被拉伸者的左后方。

3. 拉伸技术

I. 被动拉伸

治疗师用右手握住被拉伸者左侧踝关节上方的小腿内侧，用左手协助固定和控制被拉伸者的骨盆（该拉伸技术的起始体位见图2.9.8）。

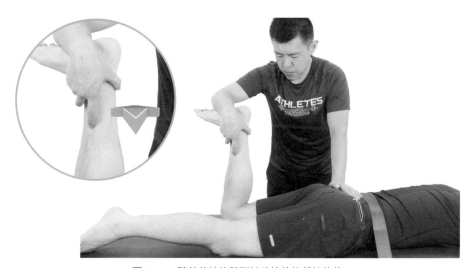

图2.9.8　髋关节外旋肌群被动拉伸的起始体位

治疗师使被拉伸者的左侧髋关节逐渐被动内旋至活动范围末端，其用力方向如图2.9.8中的箭头所示。在活动范围末端维持被拉伸者左侧髋关节被动内旋30~60秒。随后治疗师使用上述被动拉伸技术再进行2~3次被动拉伸，逐渐扩大被拉伸者左侧髋关节的内旋范围，直到该范围无法再扩大（该拉伸技术的结束体位见图2.9.9）。

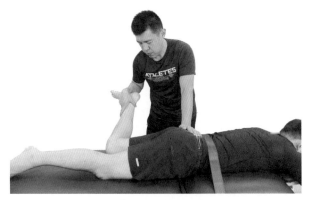

图2.9.9　髋关节外旋肌群被动拉伸的结束体位

II. PNF拉伸

a. 等长收缩－放松技术

治疗师用右手抵住被拉伸者左侧踝关节上方的小腿内侧。被拉伸者维持左侧髋关节的角度不变，对抗治疗师右手施加的力（治疗师的用力方向如图2.9.10中的箭头所示），使左侧髋关节等长外旋6秒（该拉伸技术的起始体位见图2.9.10）。

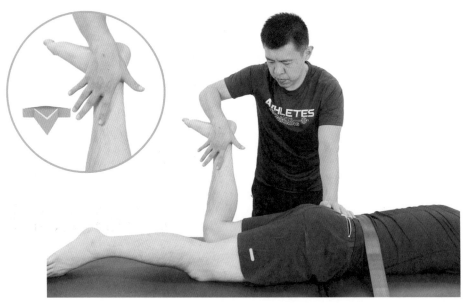

图2.9.10　髋关节外旋肌群等长收缩－放松技术的起始体位

随后被拉伸者放松并深呼吸，在其呼气时，治疗师采用被动拉伸技术尝试进一步扩大被拉伸者左侧髋关节的内旋范围（该拉伸技术的结束体位见图2.9.11）。

b. 交互抑制技术

治疗师用右手抵住被拉伸者左侧踝关节上方的小腿外侧。被拉伸者对抗治疗师右手施加的力（治疗师的用力方向如图2.9.12中的箭头所示），使左侧髋关节等长内旋6秒（该拉伸技术的起始体位见图2.9.12）。

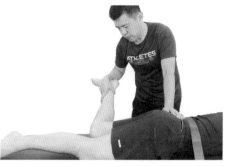

图2.9.11　髋关节外旋肌群等长收缩－放松技术的结束体位

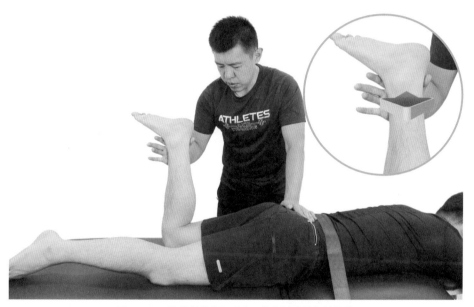

图2.9.12　髋关节外旋肌群交互抑制技术的起始体位

随后被拉伸者放松并深呼吸，在其呼气时，治疗师采用被动拉伸技术尝试进一步扩大被拉伸者左侧髋关节的内旋范围（该拉伸技术的结束体位见图2.9.13）。

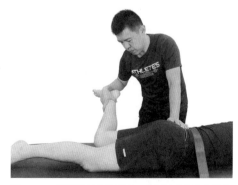

图2.9.13　髋关节外旋肌群交互抑制技术的结束体位

（三）髋关节外展肌群的拉伸技术（以左侧为例）

髋关节外展肌群包括臀大肌外上部肌纤维、缝匠肌、阔筋膜张肌、梨状肌、臀中肌和臀小肌（后两者属于稳定肌，因此不建议进行拉伸治疗），对髋关节外展肌群进行整体拉伸可以扩大髋关节的整体内收活动范围。

1. 被拉伸者的体位

被拉伸者呈左侧卧位，右侧髋关节和膝关节均屈曲约90°，治疗师可使用治疗带或关节松动带固定其骨盆。被拉伸者的左侧髋关节呈中立位，左侧膝关节伸直。

2. 治疗师的体位

治疗师站在被拉伸者的左后方。

3. 拉伸技术

I. 被动拉伸

治疗师用右手握住被拉伸者左侧踝关节上方的小腿外侧，用左手握住其左侧膝关节上方前外侧（该拉伸技术的起始体位见图2.9.14）。

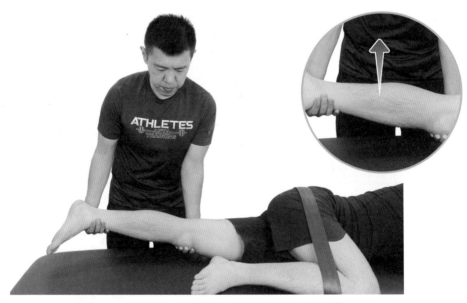

图2.9.14　髋关节外展肌群被动拉伸的起始体位

治疗师使被拉伸者的左侧髋关节逐渐被动内收至活动范围末端，其用力方向如图2.9.14中的箭头所示。在活动范围末端维持被拉伸者左侧髋关节被动内收30~60秒。随后治疗师使用上述被动拉伸技术再进行2~3次被动拉伸，逐渐扩大被拉伸者左侧髋关节的内收范围，直到该范围无法再扩大（该拉伸技术的结束体位见图2.9.15）。

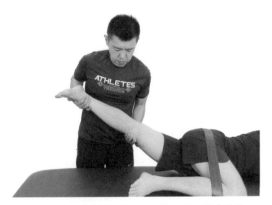

图2.9.15　髋关节外展肌群被动拉伸的结束体位

II. PNF拉伸

a. 等长收缩－放松技术

治疗师的握法不变。被拉伸者维持左侧髋关节的角度不变，对抗治疗师左手施加的力（治疗师的用力方向如图2.9.16中的箭头所示），使左侧髋关节等长外展6秒（该拉伸技术的起始体位见图2.9.16）。

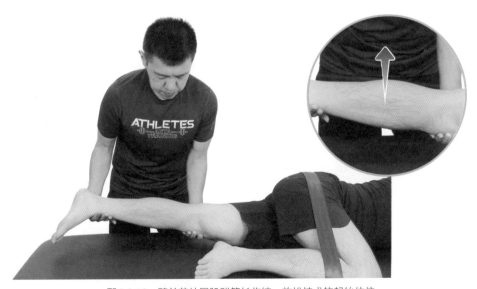

图2.9.16　髋关节外展肌群等长收缩－放松技术的起始体位

随后被拉伸者放松并深呼吸，在其呼气时，治疗师采用被动拉伸技术尝试进一步扩大被拉伸者左侧髋关节的内收范围（该拉伸技术的结束体位见图2.9.17）。

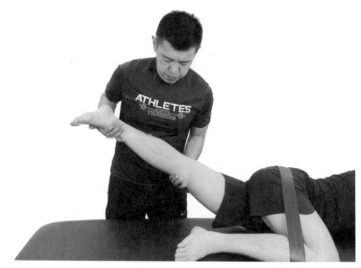

图2.9.17　髋关节外展肌群等长收缩－放松技术的结束体位

b. 交互抑制技术

治疗师用左手抵住被拉伸者左侧膝关节上方的大腿内侧，将右手放在治疗床上。被拉伸者对抗治疗师左手施加的力（治疗师的用力方向如图2.9.18中的箭头所示），使左侧髋关节等长内收6秒（该拉伸技术的起始体位见图2.9.18）。

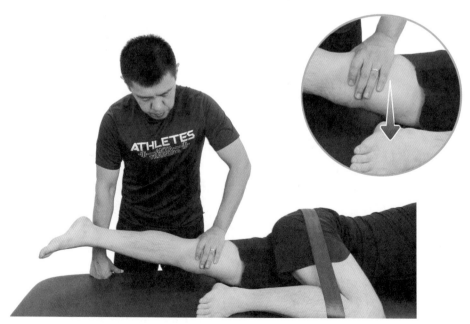

图2.9.18　髋关节外展肌群交互抑制技术的起始体位

随后被拉伸者放松并深呼吸，在其呼气时，治疗师采用被动拉伸技术尝试进一步扩大被拉伸者左侧髋关节的内收范围（该拉伸技术的结束体位见图2.9.19）。

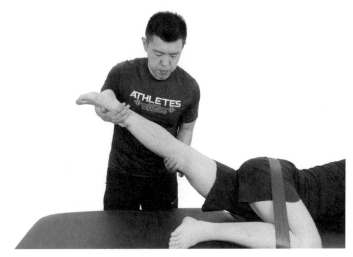

图2.9.19　髋关节外展肌群交互抑制技术的结束体位

二、多运动平面内的拉伸技术

（一）髋关节伸展肌群、髋关节外展肌群和髋关节外旋肌群的复合拉伸技术（以右侧为例）

1. 被拉伸者的体位

被拉伸者呈仰卧位，左侧下肢伸直，治疗师可使用治疗带或关节松动带固定其骨盆。被拉伸者的右侧髋关节和膝关节屈曲。

2. 治疗师的体位

治疗师面向被拉伸者，站在其右侧。

3. 被动拉伸技术

治疗师用左手握住被拉伸者右侧膝关节的前外侧，用右手握住被拉伸者的右侧踝关节内侧和脚跟（该拉伸技术的起始体位见图2.9.20）。

治疗师使被拉伸者的右侧髋关节逐渐被动屈曲、内收并内旋至活动范围末端，其用力方向如图2.9.20中的箭头所示。在活动范围末端维持被拉伸者右侧髋关节被动屈曲、内收及内旋30~60秒。随后治疗师使用上述被动拉伸技术再进行2~3次被动拉伸，逐渐扩大被拉伸者右侧髋关节的屈曲、内收及内旋范围，直到该范围无法再扩大（该拉伸技术的结束体位见图2.9.21）。

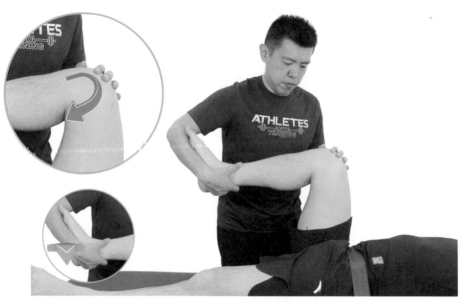

图2.9.20　髋关节伸展肌群、髋关节外展肌群和髋关节外旋肌群被动拉伸的起始体位

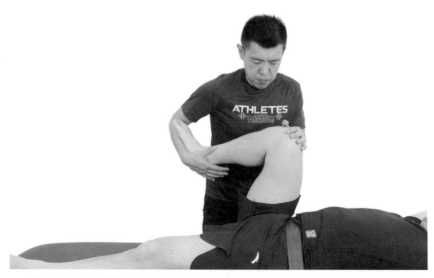

图2.9.21　髋关节伸展肌群、髋关节外展肌群和髋关节外旋肌群被动拉伸的结束体位

（二）髋关节伸展肌群、髋关节外展肌群和髋关节内旋肌群的复合拉伸技术（以右侧为例）

1. 被拉伸者的体位

被拉伸者呈仰卧位，左侧下肢伸直，治疗师使用治疗带或关节松动带固定其

骨盆。被拉伸者的右侧髋关节和膝关节屈曲。

2. 治疗师的体位

治疗师面向被拉伸者，站在其右侧。

3. 被动拉伸技术

治疗师用左手握住被拉伸者右侧膝关节的前外侧，用右手握住其右侧踝关节上方的小腿外侧（该拉伸技术的起始体位见图2.9.22）。

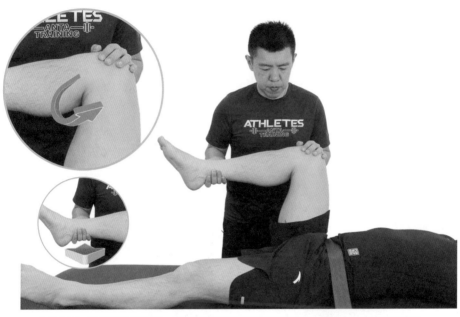

图2.9.22　髋关节伸展肌群、髋关节外展肌群和髋关节内旋肌群被动拉伸的起始体位

治疗师使被拉伸者的右侧髋关节逐渐被动屈曲、内收并外旋至活动范围末端，其用力方向如图2.9.22中的箭头所示。在活动范围末端维持被拉伸者右侧髋关节被动屈曲、内收及外旋30~60秒。随后治疗师使用上述被动拉伸技术再进行2~3次被动拉伸，逐渐扩大被拉伸者右侧髋关节的屈曲、内收及外旋范围，

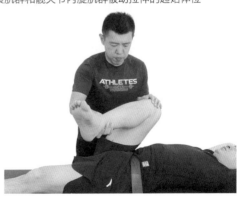

图2.9.23　髋关节伸展肌群、髋关节外展肌群和髋关节内旋肌群被动拉伸的结束体位

直到该范围无法再扩大（该拉伸技术的结束体位见图2.9.23）。

（三）髋关节伸展髋肌群、髋关节内收肌群和髋关节外旋肌群的复合拉伸技术（以右侧为例）

1. 被拉伸者的体位

被拉伸者呈仰卧位，左侧下肢伸直，治疗师可使用治疗带或关节松动带固定其骨盆。被拉伸者的右侧髋关节和膝关节屈曲。

2. 治疗师的体位

治疗师面向被拉伸者，站在其右侧。

3. 被动拉伸技术

治疗师用左手握住被拉伸者右侧膝关节的前外侧，用右手握住其右侧踝关节内侧（该拉伸技术的起始体位见图2.9.24）。

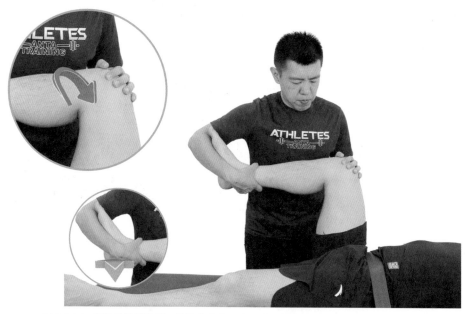

图2.9.24　髋关节伸展肌群、髋关节内收肌群和髋关节外旋肌群被动拉伸的起始体位

治疗师使被拉伸者的右侧髋关节逐渐被动屈曲、外展并内旋至活动范围末端，其用力方向如图2.9.24中的箭头所示。在活动范围末端维持被拉伸者右侧髋关节被动屈曲、外展及内旋30~60秒。随后治疗师使用上述被动拉伸技术再进行2~3次被动拉伸，逐渐扩大被拉伸者右侧髋关节的屈曲、外展及内旋范围，直到该范围无法再扩大（该拉伸技术的结束体位见图2.9.25）。

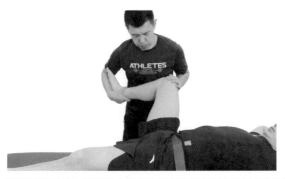

图2.9.25 髋关节伸展肌群、髋关节内收肌群和髋关节外旋肌群被动拉伸的结束体位

（四）髋关节伸展髋肌群、髋关节内收肌群和髋关节内旋肌群的复合拉伸技术（以右侧为例）

1. 被拉伸者的体位

被拉伸者呈仰卧位，左侧下肢伸直，治疗师可使用治疗带或关节松动带固定其骨盆，被拉伸者的右侧髋关节和膝关节屈曲。

2. 治疗师的体位

治疗师面向被拉伸者，站在其右侧。

3. 被动拉伸技术

治疗师用左手握住被拉伸者右侧膝关节的前外侧，用右手握住其右侧踝关节上方的小腿外侧（该拉伸技术的起始体位见图2.9.26）。

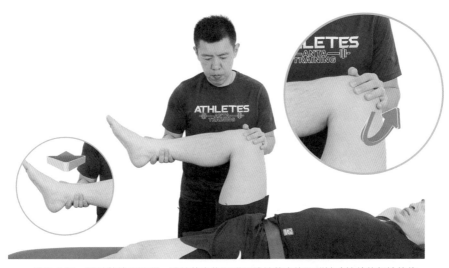

图2.9.26 髋关节伸展肌群、髋关节内收肌群和髋关节内旋肌群被动拉伸的起始体位

　　治疗师使被拉伸者的右侧髋关节逐渐被动屈曲、外展并外旋至活动范围末端，其用力方向如图2.9.26中的箭头所示。在活动范围末端维持被拉伸者右侧髋关节被动屈曲、外展及外旋30~60秒。随后治疗师使用上述被动拉伸技术再进行2~3次被动拉伸，逐渐扩大被拉伸者右侧髋关节的屈曲、外展及外旋范围，直到该范围无法再扩大（该拉伸技术的结束体位见图2.9.27）。

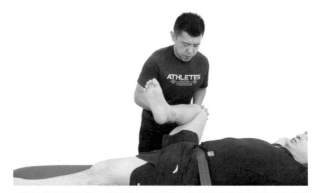

图2.9.27　髋关节伸展肌群、髋关节内收肌群和髋关节内旋肌群被动拉伸的结束体位

髋关节肌肉功能汇总表

肌肉名称	功能
股二头肌长头	髋关节伸展 髋关节外旋 膝关节屈曲 使屈曲的膝关节外旋
半膜肌	髋关节伸展 髋关节内旋 膝关节屈曲 使屈曲的膝关节内旋
半腱肌	髋关节伸展 髋关节内旋 膝关节屈曲 使屈曲的膝关节内旋
臀大肌外上部肌纤维	髋关节伸展 髋关节外旋 髋关节外展
臀大肌内下部肌纤维	髋关节伸展 髋关节外旋 髋关节内收

肌肉名称	功能
股直肌	髋关节屈曲 膝关节伸展
缝匠肌	髋关节屈曲 髋关节外展 髋关节外旋 膝关节屈曲 膝关节内旋
梨状肌	髋关节外展 髋关节外旋 当髋关节屈曲角度超过60°时，可使髋关节内旋
阔筋膜张肌	髋关节屈曲 髋关节外展 髋关节内旋
耻骨肌	髋关节内收 髋关节屈曲
短收肌	髋关节内收 髋关节屈曲 髋关节外旋
长收肌	髋关节内收 髋关节屈曲
大收肌	髋关节内收 髋关节屈曲（上部肌纤维） 髋关节伸展（下部肌纤维）
股薄肌	髋关节内收 膝关节屈曲 膝关节内旋
髂腰肌	髋关节屈曲 髋关节外旋

第三章
膝关节肌肉的拉伸技术

第一节 股外侧肌

一、股外侧肌的位置

股外侧肌（见图3.1.1）是位于大腿前外侧较浅的一块肌肉，是股四头肌外侧的组成部分。

二、股外侧肌的解剖结构

股外侧肌起自股骨粗线外侧唇，经髌韧带止于胫骨粗隆。

三、股外侧肌的功能

膝关节伸展。

四、股外侧肌的拉伸技术

（一）仰卧屈髋位股外侧肌的拉伸技术（以右侧为例）

1. 被拉伸者的体位

被拉伸者呈仰卧位，右侧髋关节和膝关节屈曲约90°，左侧下肢伸直。治疗

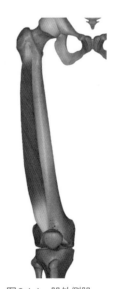

图3.1.1 股外侧肌

师可使用治疗带或关节松动带固定其骨盆。

2. 治疗师的体位

治疗师面向被拉伸者的腿部，站在其右侧。

3. 拉伸技术

I. 被动拉伸

治疗师用右手握住被拉伸者右侧踝关节和足的内侧，用左手支撑其右侧膝关节（该拉伸技术的起始体位见图3.1.2）。

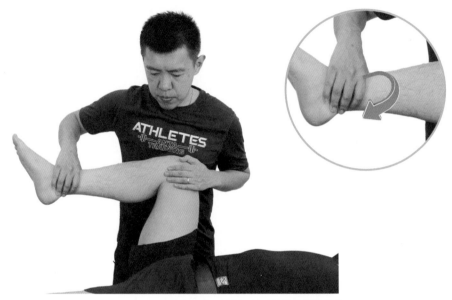

图3.1.2　仰卧屈髋位股外侧肌被动拉伸的起始体位

治疗师使被拉伸者的右侧膝关节先内旋至活动范围末端，随后被动屈曲至活动范围末端（治疗师的用力方向如图3.1.2中的箭头所示）。在活动范围末端维持被拉伸者右侧膝关节被动屈曲30~60秒。随后治疗师使用上述被动拉伸技术再进行2~3次被动拉伸，逐渐扩大被拉伸者右侧膝关节在内旋状态下的屈曲范围，直到该范围无法再扩大（该拉伸技术的结束体位见图3.1.3）。

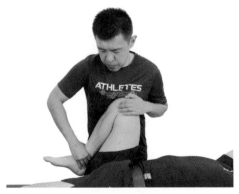

图3.1.3　仰卧屈髋位股外侧肌被动拉伸的结束体位

II. PNF拉伸

a. 等长收缩 – 放松技术

治疗师用右手抵住被拉伸者右侧踝关节和脚的内侧。被拉伸者维持右侧膝关节的角度不变，对抗治疗师右手施加的力（治疗师的用力方向如图3.1.4中的箭头所示），使右侧膝关节等长伸展6秒（该拉伸技术的起始体位见图3.1.4）。

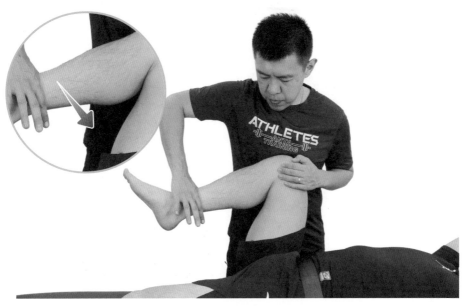

图3.1.4　仰卧屈髋位股外侧肌等长收缩 – 放松技术的起始体位

随后被拉伸者放松并深呼吸，在其呼气时，治疗师采用被动拉伸技术尝试进一步扩大被拉伸者右侧膝关节在内旋状态下的屈曲范围（该拉伸技术的结束体位见图3.1.5）。

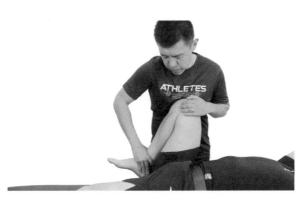

图3.1.5　仰卧屈髋位股外侧肌等长收缩 – 放松技术的结束体位

b. 交互抑制技术

治疗师用右手握住被拉伸者右侧踝关节的后侧。被拉伸者对抗治疗师右手施加的力（治疗师的用力方向如图3.1.6中的箭头所示），使右侧膝关节等长屈曲6秒（该拉伸技术的起始体位见图3.1.6）。

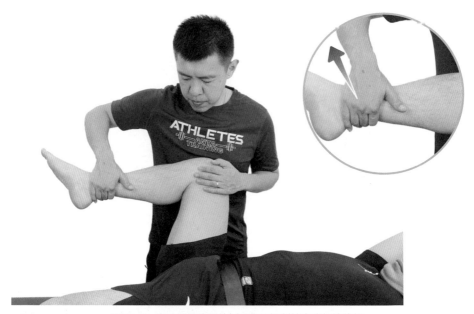

图3.1.6 仰卧屈髋位股外侧肌交互抑制技术的起始体位

随后被拉伸者放松并深呼吸，在其呼气时，治疗师采用被动拉伸技术尝试进一步扩大被拉伸者右侧膝关节在内旋状态下的屈曲范围（该拉伸技术的结束体位见图3.1.7）。

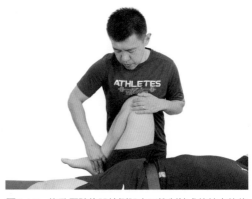

图3.1.7 仰卧屈髋位股外侧肌交互抑制技术的结束体位

（二）坐位股外侧肌的拉伸技术（以右侧为例）

1. 被拉伸者的体位

被拉伸者呈坐位，双手撑在治疗床上，左侧髋关节外展10°~20°，右侧髋关节内收10°~20°，右侧膝关节位于治疗床边沿以外并自然屈曲。

2. 治疗师的体位

治疗师面向被拉伸者的腿部，站在其左侧。

3. 拉伸技术

I. 被动拉伸

治疗师用右手抵住被拉伸者右侧膝关节上方的大腿外侧以保持其右侧髋关节内收，用左手握住其右侧踝关节上方的小腿前侧（该拉伸技术的起始体位见图3.1.8）。

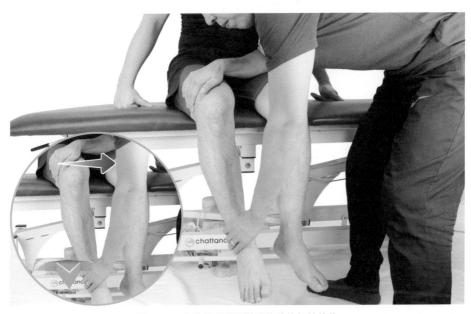

图3.1.8　坐位股外侧肌被动拉伸的起始体位

治疗师将使拉伸者的右侧膝关节逐渐被动屈曲至活动范围末端（治疗师的用力方向如图3.1.8中的箭头所示）。在活动范围末端维持被拉伸者右侧膝关节被动屈曲30~60秒。随后治疗师使用上述被动拉伸技术再进行2~3次被动拉伸，逐渐扩大被拉伸者右侧膝关节的屈曲范围，直到该范围无法再扩大（该拉伸技术的结束体位见图3.1.9）。

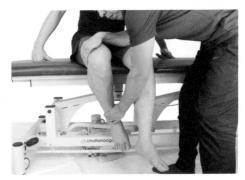

图3.1.9　坐位股外侧肌被动拉伸的结束体位

II. PNF拉伸

a. 等长收缩－放松技术

　　治疗师用左手抵住被拉伸者右侧小腿前侧。被拉伸者维持右侧膝关节的角度不变，对抗治疗师左手施加的力（治疗师的用力方向如图3.1.10中的箭头所示），使右侧膝关节等长伸展6秒（该拉伸技术的起始体位见图3.1.10）。

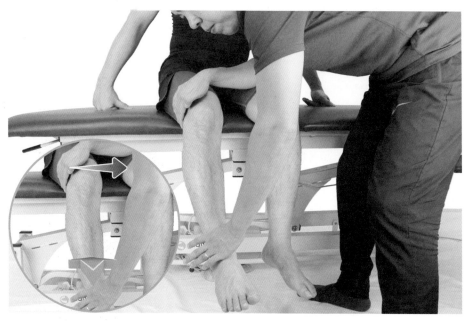

图3.1.10　坐位股外侧肌等长收缩－放松技术的起始体位

　　随后被拉伸者放松并深呼吸，在其呼气时，治疗师采用被动拉伸技术尝试进一步扩大被拉伸者右侧膝关节的屈曲范围（该拉伸技术的结束体位见图3.1.11）。

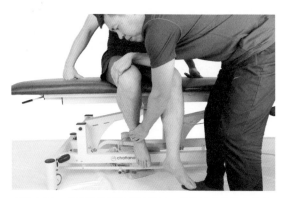

图3.1.11　坐位股外侧肌等长收缩－放松技术的结束体位

b. 交互抑制技术

治疗师用左手握住被拉伸者右侧踝关节后侧。被拉伸者对抗治疗师双手施加的力（治疗师的用力方向如图3.1.12中的箭头所示），使右侧膝关节等长屈曲6秒（该拉伸技术的起始体位见图3.1.12）。

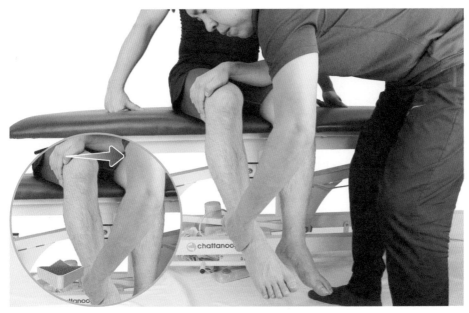

图3.1.12　坐位股外侧肌交互抑制技术的起始体位

随后被拉伸者放松并深呼吸，在其呼气时，治疗师采用被动拉伸技术尝试进一步扩大被拉伸者右侧膝关节的屈曲范围（该拉伸技术的结束体位见图3.1.13）。

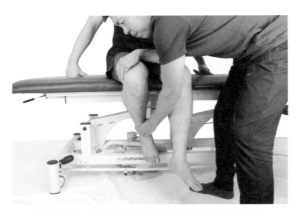

图3.1.13　坐位股外侧肌交互抑制技术的结束体位

五、特殊说明

整个拉伸过程会同时对股中间肌和股内侧肌产生拉伸效果，但上述方法对股外侧肌的拉伸效果优于对股中间肌和股内侧肌的拉伸效果。

第二节　股内侧肌

一、股内侧肌的位置

股内侧肌（见图3.2.1）是位于大腿前内侧较浅的一块肌肉，是股四头肌内侧的组成部分。

二、股内侧肌的解剖结构

股内侧肌起自股骨粗线内侧唇，经髌韧带止于胫骨粗隆。

三、股内侧肌的功能

膝关节伸展。

四、股内侧肌的拉伸技术

（一）仰卧屈髋位股外侧肌的拉伸技术（以右侧为例）

1. 被拉伸者的体位

被拉伸者呈仰卧位，右侧髋关节和右侧膝关节屈曲约90°，左侧下肢伸直。治疗师可使用治疗带或关节松动带固定其骨盆。

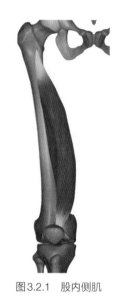

图3.2.1　股内侧肌

2. 治疗师的体位

治疗师面向被拉伸者的腿部，站在其右侧。

3. 拉伸技术

I. 被动拉伸

治疗师用右手从内侧握住被拉伸者的右侧脚跟，用左手支撑其右侧膝关节（该拉伸技术的起始体位见图3.2.2）。

治疗师使被拉伸者的右侧膝关节先外旋至活动范围末端，随后被动屈曲至活动范围末端（治疗师的用力方向如图3.2.2中的箭头所示）。在活动范围末端维持被拉伸者右侧膝关节被动屈曲30~60秒。随后治疗师使用上述被动拉伸技术再进行2~3次被动拉伸，逐渐扩大被拉伸者右侧膝关节在外旋状态下的屈曲范围，直到该范围无法再扩大（该拉伸技术的结束体位见图3.2.3）。

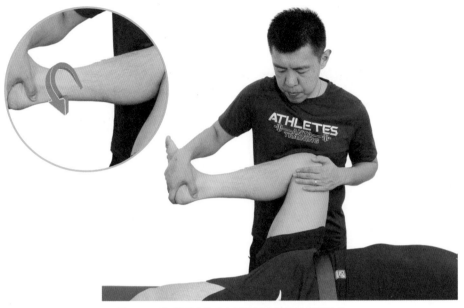

图3.2.2　仰卧屈髋位股内侧肌被动拉伸的起始体位

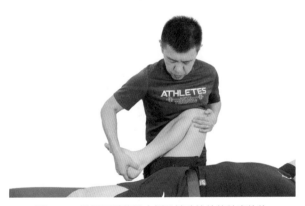

图3.2.3　仰卧屈髋位股内侧肌被动拉伸的结束体位

II. PNF拉伸

a. 等长收缩－放松技术

　　治疗师用右手抵住被拉伸者右侧小腿前侧。被拉伸者维持右侧膝关节的角度不变，对抗治疗师右手施加的力（治疗师的用力方向如图3.2.4中的箭头所示），使右侧膝关节等长伸展6秒（该拉伸技术的起始体位见图3.2.4）。

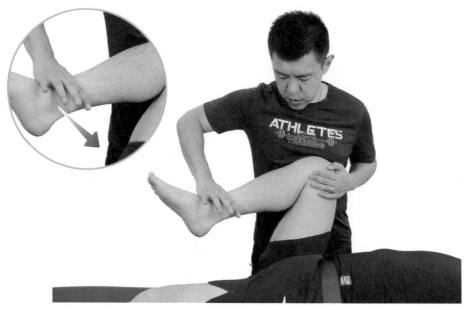

图3.2.4　仰卧屈髋位股内侧肌等长收缩 – 放松技术的起始体位

　　随后被拉伸者放松并深呼吸，在其呼气时，治疗师采用被动拉伸技术尝试进一步扩大被拉伸者右侧膝关节在外旋状态下的屈曲范围（该拉伸技术的结束体位见图3.2.5）。

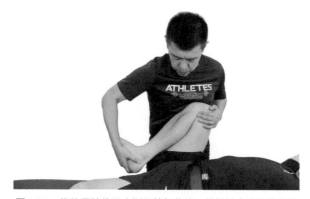

图3.2.5　仰卧屈髋位股内侧肌等长收缩 – 放松技术的结束体位

b. 交互抑制技术

　　治疗师用右手握住被拉伸者右侧踝关节后侧。被拉伸者对抗治疗师右手施加的力（治疗师的用力方向如图3.2.6中的箭头所示），使右侧膝关节等长屈曲6秒（该拉伸技术的起始体位见图3.2.6）。

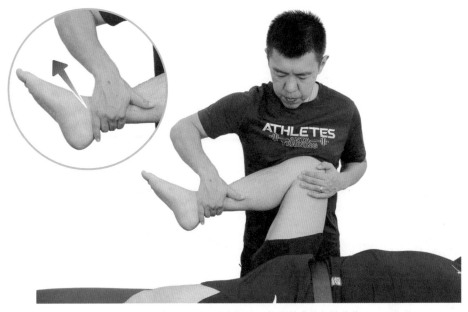

图3.2.6　仰卧屈髋位股内侧肌交互抑制技术的起始体位

　　随后被拉伸者放松并深呼吸，在其呼气时，治疗师采用被动拉伸技术尝试进一步扩大被拉伸者右侧膝关节在外旋状态下的屈曲范围（该拉伸技术的结束体位见图3.2.7）。

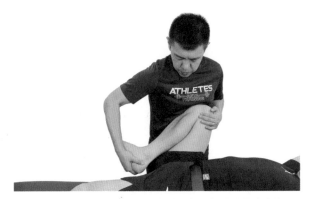

图3.2.7　仰卧屈髋位股内侧肌交互抑制技术的结束体位

（二）坐位股内侧肌的拉伸技术（以右侧为例）

　　1. 被拉伸者的体位

　　被拉伸者呈坐位，双手撑在治疗床上，右侧髋关节外展 10°~20°，右侧膝关节位于治疗床边沿以外并自然屈曲。

2. 治疗师的体位

治疗师面向被拉伸者的腿部，站在其右侧下肢的外侧。

3. 拉伸技术

I. 被动拉伸

治疗师用左手抵住被拉伸者右侧膝关节上方的大腿内侧，以保持其右侧髋关节外展，用右手握住其右侧踝关节上方的小腿前侧（该拉伸技术的起始体位见图3.2.8）。

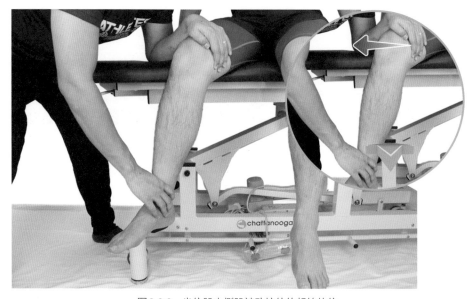

图3.2.8　坐位股内侧肌被动拉伸的起始体位

治疗师使被拉伸者的右侧膝关节逐渐被动屈曲至活动范围末端（治疗师的用力方向如图3.2.8中的箭头所示）。在活动范围末端维持被拉伸者右侧膝关节被动屈曲30~60秒。随后治疗师使用上述被动拉伸技术再进行2~3次被动拉伸，逐渐扩大被拉伸者右侧膝关节的屈曲范围，直到该范围无法再扩大（该拉伸技术的结束体位见图3.2.9）。

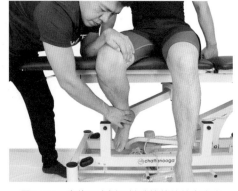

图3.2.9　坐位股内侧肌被动拉伸的结束体位

II. PNF拉伸

a. 等长收缩 – 放松技术

治疗师用右手抵住被拉伸者右侧小腿前侧。被拉伸者维持右侧膝关节的角度不变，对抗治疗师右手施加的力（治疗师的用力方向如图3.2.10中的箭头所示），使右侧膝关节等长伸展6秒（该拉伸技术的起始体位见图3.2.10）。

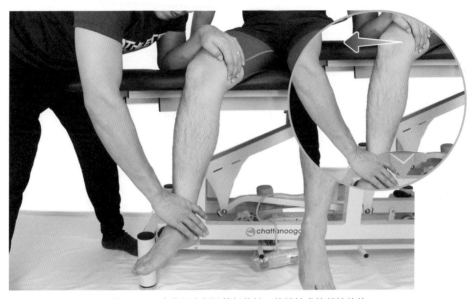

图3.2.10　坐位股内侧肌等长收缩 – 放松技术的起始体位

随后被拉伸者放松并深呼吸，在其呼气时，治疗师采用被动拉伸技术尝试进一步扩大被拉伸者右侧膝关节的屈曲范围（该拉伸技术的结束体位见图3.2.11）。

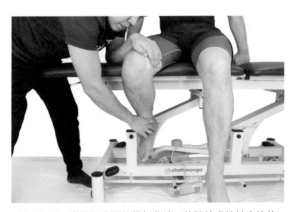

图3.2.11　坐位股内侧肌等长收缩 – 放松技术的结束体位

b. 交互抑制技术

　　治疗师用右手握住被拉伸者右侧小腿前侧。被拉伸者对抗治疗师右手施加的力（治疗师的用力方向如图3.2.12中的箭头所示），使右侧膝关节等长屈曲6秒（该拉伸技术的起始体位见图3.2.12）。

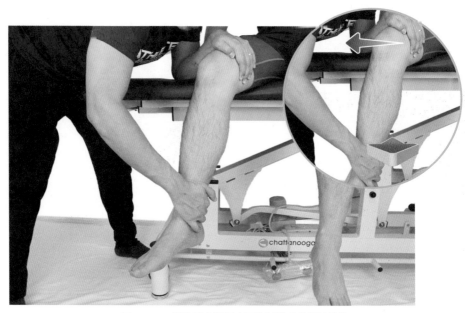

图3.2.12　坐位股内侧肌交互抑制技术的起始体位

　　随后被拉伸者放松并深呼吸，在其呼气时，治疗师采用被动拉伸技术尝试进一步扩大被拉伸者右侧膝关节的屈曲范围（该拉伸技术的结束体位见图3.2.13）。

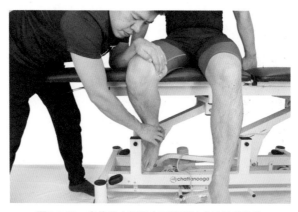

图3.2.13　坐位股内侧肌交互抑制技术的结束体位

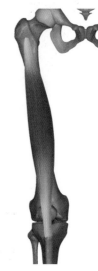

五、特殊说明

整个拉伸过程会同时对股中间肌和股外侧肌产生拉伸效果，但上述方法对股内侧肌的拉伸效果优于对股中间肌和股外侧肌的拉伸效果。

第三节　股中间肌

一、股中间肌的位置

股中间肌（见图3.3.1）位于股直肌的深面，是股四头肌深层的组成部分。

二、股中间肌的解剖结构

股中间肌起自股骨体前面，经髌韧带止于胫骨粗隆。

三、股中间肌的功能

膝关节伸展。

四、股中间肌的拉伸技术（以右侧为例）

1. 被拉伸者的体位

被拉伸者呈坐位，双手撑在治疗床上，右侧髋关节呈中立位，右侧膝关节位于治疗床边沿以外并自然屈曲。

图3.3.1　股中间肌

2. 治疗师的体位

治疗师面向被拉伸者的腿部，站在其右侧。

3. 拉伸技术

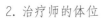

治疗师将左手放在被拉伸者右侧膝关节上方固定其大腿远端的前侧，用右手握住其右侧踝关节上方的小腿前侧（该拉伸技术的起始体位见图3.3.2）。

治疗师使被拉伸者的右侧膝关节逐渐被动屈曲至活动范围末端，其用力方向如图3.3.2中的箭头所示。在活动范围末端维持被拉伸者右侧膝关节被动屈曲30~60秒。随后治疗师使用上述被动拉伸技术再进行2~3次被动拉伸，逐渐扩大被拉伸者右侧膝关节的屈曲范围，直到该范围无法再扩大（该拉伸技术的结束体位见图3.3.3）。

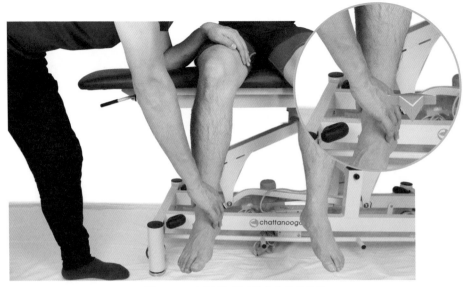

图3.3.2 股中间肌被动拉伸的起始体位

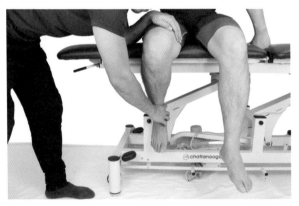

图3.3.3 股中间肌被动拉伸的结束体位

II. PNF拉伸

a. 等长收缩－放松技术

治疗师用右手抵住被拉伸者右侧小腿前侧。被拉伸者维持右侧膝关节的角度不变，对抗治疗师右手施加的力（治疗师的用力方向如图3.3.4中的箭头所示），使右侧膝关节等长伸展6秒（该拉伸技术的起始体位见图3.3.4）。

随后被拉伸者放松并深呼吸，在其呼气时，治疗师采用被动拉伸技术尝试进一步扩大被拉伸者右侧膝关节的屈曲范围（该拉伸技术的结束体位见图3.3.5）。

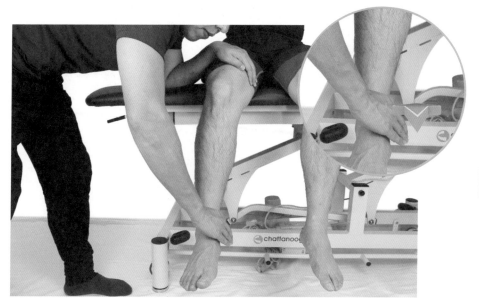

图3.3.4　股中间肌等长收缩－放松技术的起始体位

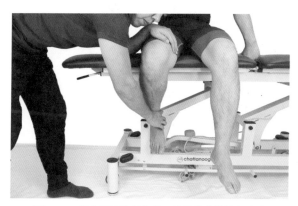

图3.3.5　股中间肌等长收缩－放松技术的结束体位

b. 交互抑制技术

治疗师用右手握住被拉伸者右侧小腿前侧。被拉伸者对抗治疗师右手施加的力（治疗师的用力方向如图3.3.6中的箭头所示），使右侧膝关节等长屈曲6秒（该拉伸技术的起始体位见图3.3.6）。

随后被拉伸者放松并深呼吸，在其呼气时，治疗师采用被动拉伸技术尝试进一步扩大被拉伸者右侧膝关节的屈曲范围（该拉伸技术的结束体位见图3.3.7）。

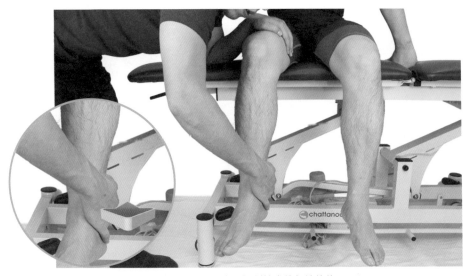

图3.3.6　股中间肌交互抑制技术的起始体位

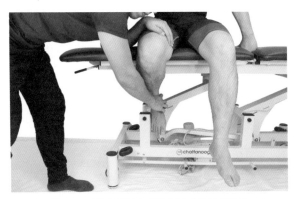

图3.3.7　股中间肌交互抑制技术的结束体位

五、特殊说明

　　整个拉伸过程会同时对股内侧肌和股外侧肌产生拉伸效果，但上述方法对股中间肌的拉伸效果优于对股内侧肌和股外侧肌的拉伸效果。

第四节　股二头肌短头

一、股二头肌短头的位置

　　股二头肌短头（见图3.4.1）位于大腿后外侧，与股二头肌长头组成股二头肌。

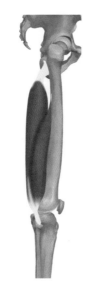

图3.4.1　股二头肌短头

二、股二头肌短头的解剖结构

股二头肌短头起自股骨粗线外侧唇的下半部，止于腓骨头。

三、股二头肌短头的功能

膝关节屈曲。

使屈曲的膝关节外旋。

四、股二头肌短头的拉伸技术（以右侧为例）

1. 被拉伸者的体位

被拉伸者呈仰卧位，右侧髋关节呈中立位。治疗师可在其右侧膝关节下方垫一个垫子或泡沫轴以保持其右侧髋关节和右侧膝关节处于微屈的状态，同时使用治疗带或关节松动带固定其骨盆。

2. 治疗师的体位

治疗师面向被拉伸者的腿部，站在其右侧。

3. 拉伸技术

I. 被动拉伸

治疗师用右手握住被拉伸者右侧踝关节前侧，用左手固定其右侧大腿前侧（该拉伸技术的起始体位见图3.4.2）。

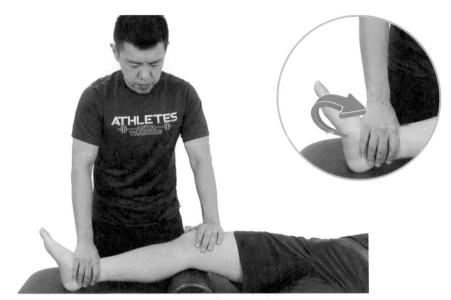

图3.4.2　股二头肌短头被动拉伸的起始体位

治疗师使被拉伸者的右侧膝关节先内旋至活动范围末端，随后被动伸展至活动范围末端（治疗师的用力方向如图3.4.2中的箭头所示）。在活动范围末端维持被拉伸者右侧膝关节被动伸展30~60秒。随后治疗师使用上述被动拉伸技术再进行2~3次被动拉伸，逐渐扩大被拉伸者右侧膝关节在内旋状态下的伸展范围，直到该范围无法再扩大（该拉伸技术的结束体位见图3.4.3）。

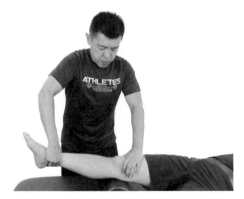

图3.4.3　股二头肌短头被动拉伸的结束体位

II. PNF拉伸

a. 等长收缩－放松技术

治疗师用右手握住被拉伸者右侧踝关节后侧。被拉伸者维持右侧膝关节的角度不变，对抗治疗师右手施加的力（治疗师的用力方向如图3.4.4中的箭头所示），使右侧膝关节等长屈曲6秒（该拉伸技术的起始体位见图3.4.4）。

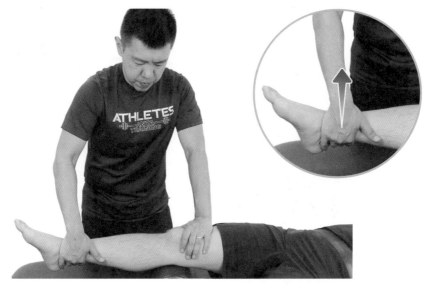

图3.4.4　股二头肌短头等长收缩 – 放松技术的起始体位

随后被拉伸者放松并深呼吸，在其呼气时，治疗师采用被动拉伸技术尝试进一步扩大被拉伸者右侧膝关节在内旋状态下的伸展范围（该拉伸技术的结束体位见图3.4.5）。

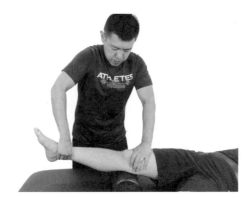

图3.4.5　股二头肌短头等长收缩 – 放松技术的结束体位

b. 交互抑制技术

治疗师用右手抵住被拉伸者右侧踝关节上方的小腿前侧，保持其膝关节处于内旋状态。被拉伸者对抗治疗师右手施加的力（治疗师的用力方向如图3.4.6中的箭头所示），使右侧膝关节等长伸展6秒（该拉伸技术的起始体位见图3.4.6）。

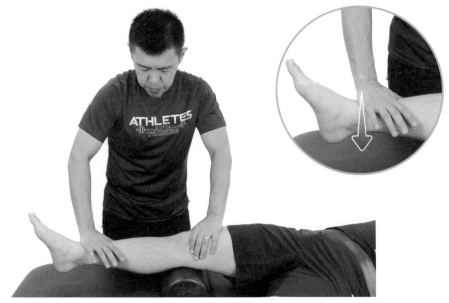

图3.4.6　股二头肌短头交互抑制技术的起始体位

随后被拉伸者放松并深呼吸，在其呼气时，治疗师采用被动拉伸技术尝试进一步扩大被拉伸者右侧膝关节在内旋状态下的伸展范围（该拉伸技术的结束体位见图3.4.7）。

五、特殊说明

股二头肌长头的拉伸技术已在"第二章　髋关节肌肉的拉伸技术"中进行了介绍，若有需要，请读者自行翻阅相关章节。

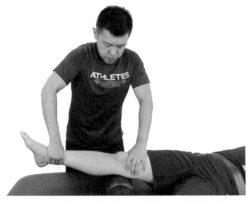

图3.4.7　股二头肌短头交互抑制技术的结束体位

第五节　腘肌

一、腘肌的位置

腘肌（见图3.5.1）斜位于腘窝底。

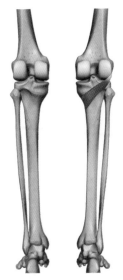

图3.5.1　腘肌

二、腘肌的解剖结构

腘肌起自股骨外侧髁的外侧面上缘，止于胫骨近端的后面。

三、腘肌的功能

膝关节屈曲。

膝关节内旋。

四、腘肌的拉伸技术（以右侧为例）

1. 被拉伸者的体位

被拉伸者呈仰卧位，右侧髋关节呈中立位。治疗师可在其右侧膝关节下方垫一个垫子或泡沫轴以保持其右侧髋关节和右侧膝关节处于微屈的状态，同时使用治疗带或关节松动带固定其骨盆。

2. 治疗师的体位

治疗师面向被拉伸者的腿部，站在其右侧。

3. 拉伸技术

I. 被动拉伸

治疗师用右手握住被拉伸者右侧脚底部，用左手固定其右侧膝关节上方的大腿前侧（该拉伸技术的起始体位见图3.5.2）。

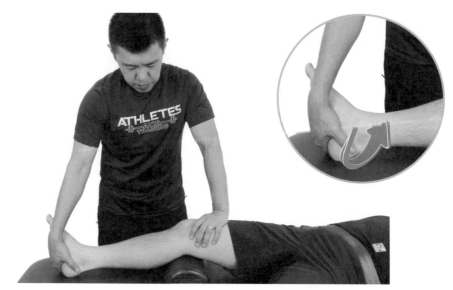

图3.5.2　腘肌被动拉伸的起始体位

治疗师使被拉伸者的右侧膝关节
先外旋至活动范围末端，随后被动伸
展至活动范围末端（治疗师的用力方
向如图3.5.2中的箭头所示）。在活动
范围末端维持被拉伸者右侧膝关节被
动伸展30~60秒。随后治疗师使用
上述被动拉伸技术再进行2~3次被动
拉伸，逐渐扩大被拉伸者右侧膝关节
在外旋状态下的伸展范围，直到该范

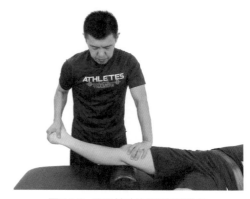

图3.5.3　腘肌被动拉伸的结束体位

围无法再扩大（该拉伸技术的结束体位见图3.5.3）。

II. PNF拉伸

a. 等长收缩－放松技术

治疗师用右手握住被拉伸者右侧踝关节后侧。被拉伸者维持右侧膝关节的角
度不变，对抗治疗师右手施加的力（治疗师的用力方向如图3.5.4中的箭头所示），
使右侧膝关节等长屈曲6秒（该拉伸技术的起始体位见图3.5.4）。

随后被拉伸者放松并深呼吸，在其呼气时，治疗师采用被动拉伸技术尝试进
一步扩大被拉伸者右侧膝关节在外旋状态下的伸展范围（该拉伸技术的结束体位
见图3.5.5）。

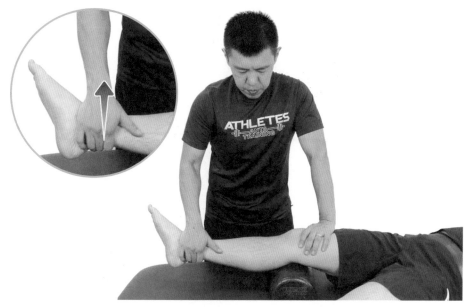

图3.5.4 腘肌等长收缩－放松技术的起始体位

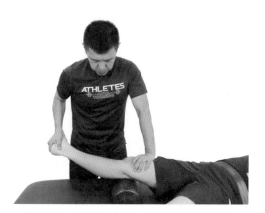

图3.5.5 腘肌等长收缩－放松技术的结束体位

b. 交互抑制技术

治疗师用右手抵住被拉伸者右侧踝关节上方的小腿前侧，保持其膝关节处于外旋状态。被拉伸者对抗治疗师右手施加的力（治疗师的用力方向如图3.5.6中的箭头所示），使右侧膝关节等长伸展6秒（该拉伸技术的起始体位见图3.5.6）。

随后被拉伸者放松并深呼吸，在其呼气时，治疗师采用被动拉伸技术尝试进一步扩大被拉伸者右侧膝关节在外旋状态下的伸展范围（该拉伸技术的结束体位见图3.5.7）。

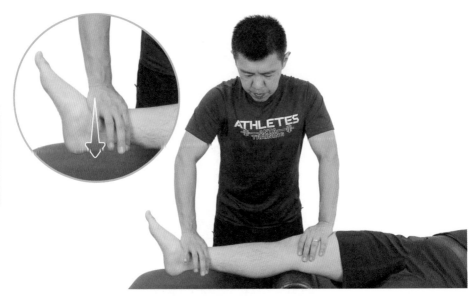

图3.5.6　腘肌交互抑制技术的起始体位

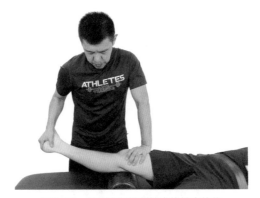

图3.5.7　腘肌交互抑制技术的结束体位

膝关节肌肉功能汇总表

肌肉名称	功能
股外侧肌	膝关节伸展
股内侧肌	膝关节伸展
股中间肌	膝关节伸展
股二头肌短头	膝关节屈曲 使屈曲的膝关节外旋
腘肌	膝关节屈曲 膝关节内旋

4

第四章
踝关节肌肉的拉伸技术

第一节　胫骨前肌

一、胫骨前肌的位置

胫骨前肌（见图4.1.1）是小腿前群肌中一块体积较大的浅层肌，在小腿前面、胫骨外侧。

二、胫骨前肌的解剖结构

胫骨前肌起自胫骨上端外侧面，止于内侧楔骨跖面和第一跖骨底。

三、胫骨前肌的功能

踝关节背屈。

足内翻。

四、胫骨前肌的拉伸技术（以右侧为例）

1. 被拉伸者的体位

被拉伸者呈仰卧位，将右侧踝关节放在治疗床尾端床沿以外，右脚外翻。治

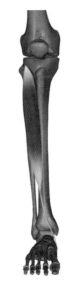

图4.1.1　胫骨前肌

105

疗师可以在被拉伸者右侧膝关节下方垫一个泡沫轴或垫子以保持其右侧膝关节处于微屈状态，并且可以使用治疗带或关节松动带固定其右侧小腿。

2. 治疗师的体位

治疗师面向被拉伸者的脚部，站在其右侧小腿的外侧。

3. 拉伸技术

I. 被动拉伸

治疗师用右手握住被拉伸者的右侧楔骨和第一跖骨，用右手手指握住右脚脚底的内侧，保持右脚外翻的状态，用左手固定其右膝关节正下方的小腿前侧，可用治疗带或关节松动带固定被拉抻者右侧小腿（该拉伸技术的起始体位见图4.1.2）。

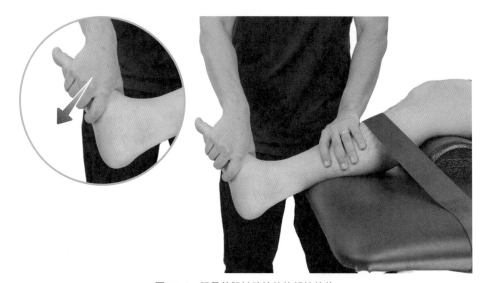

图4.1.2 胫骨前肌被动拉伸的起始体位

治疗师用右手保持被拉伸者右脚外翻的状态，随后使其右侧踝关节跖屈至活动范围末端（治疗师的用力方向如图4.1.2中的箭头所示）。在活动范围末端维持被拉伸者右侧踝关节被动跖屈30~60秒。随后治疗师使用上述被动拉伸技术再进行2~3次被动拉伸，逐渐扩大被拉伸者在右脚外翻的状态下右侧踝关节的跖屈范围，直到该范围无法再扩大（该拉伸技术的结束体位见图4.1.3）。

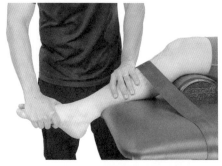

图4.1.3 胫骨前肌被动拉伸的结束体位

II. PNF拉伸

a. 等长收缩 - 放松技术

治疗师用右手抵住被拉伸者的右侧脚背。被拉伸者维持右侧踝关节的角度不变，对抗治疗师右手施加的力（治疗师的用力方向如图4.1.4中的箭头所示），使右侧踝关节等长背屈6秒（该拉伸技术的起始体位见图4.1.4）。

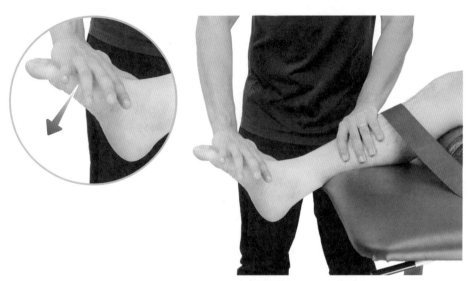

图4.1.4　胫骨前肌等长收缩 - 放松技术的起始体位

随后被拉伸者放松并深呼吸，在其呼气时，治疗师采用被动拉伸技术尝试进一步扩大被拉伸者在右脚外翻的状态下右侧踝关节的跖屈范围（该拉伸技术的结束体位见图4.1.5）。

b. 交互抑制技术

治疗师用右手抵住被拉伸者的右脚脚底。被拉伸者对抗治疗师右手施加的力（治疗师的用力方向如图4.1.6中的箭头所示），使右侧踝关节等长跖屈6秒（该拉伸技术的起始体位见图4.1.6）。

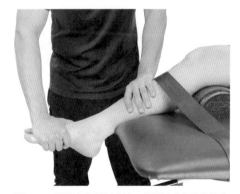

图4.1.5　胫骨前肌等长收缩 - 放松技术的结束体位

随后被拉伸者放松并深呼吸，在其呼气时，治疗师采用被动拉伸技术尝试进一步扩大被拉伸者在右脚外翻的状态下右侧踝关节的跖屈范围（该拉伸技术的结束体位见图4.1.7）。

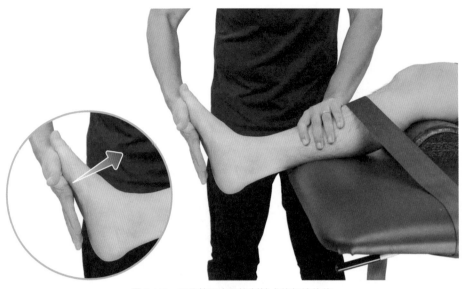

图4.1.6 胫骨前肌交互抑制技术的起始体位

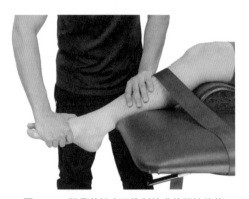

图4.1.7 胫骨前肌交互抑制技术的起始体位

第二节 趾长伸肌

一、趾长伸肌的位置

趾长伸肌（见图4.2.1）位于胫骨前肌外侧。

二、趾长伸肌的解剖结构

趾长伸肌起自胫骨外侧髁、腓骨近端前面和小腿骨间膜，肌束向下移行为长腱，分为4条肌腱，止于第二～五趾中节及远节趾骨底。

三、趾长伸肌的功能

第二～第五趾伸展。

踝关节背屈。

足外翻。

四、趾长伸肌的拉伸技术（以右侧为例）

1. 被拉伸者的体位

被拉伸者呈仰卧位，将右侧踝关节放在治疗床尾端床沿以外，右脚内翻。治疗师可在其右侧膝关节下方垫一个泡沫轴或垫子以保持其右侧膝关节处于微屈状态，并且可以使用治疗带或关节松动带固定其右侧小腿。

2. 治疗师的体位

治疗师面向被拉伸者的脚部，站在其右侧小腿的右侧。

3. 拉伸技术

I. 被动拉伸

治疗师用左手握住被拉伸者右脚的内侧以维持其右脚内翻的状态，用右手从背侧握住被拉伸者的第二～第五趾并使跖趾关节、近端趾间关节和远端趾间关节完全屈曲，从而固定第二～第五趾（该拉伸技术的起始体位见图4.2.2）。

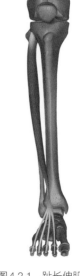

图4.2.1　趾长伸肌

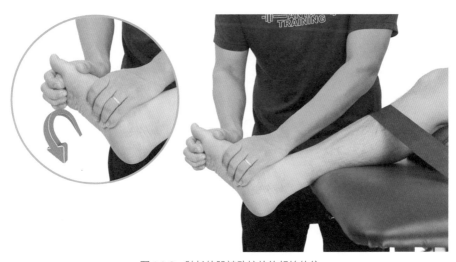

图4.2.2　趾长伸肌被动拉伸的起始体位

治疗师保持被拉伸者右脚内翻的状态，随后使其右侧踝关节跖屈至活动范围末端（治疗师的用力方向如图4.2.2中的箭头所示）。在活动范围末端维持被拉伸者右侧踝关节被动跖屈30~60秒。随后治疗师使用上述被动拉伸技术再进行2~3次被动拉伸，逐渐扩大被拉伸者在右脚内翻的状态下右侧踝关节的跖屈范围，直到该范围无法再扩大（该拉伸技术的结束体位见图4.2.3）。

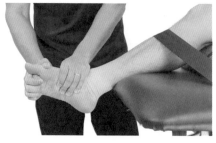

图4.2.3　趾长伸肌被动拉伸的结束体位

II. PNF拉伸

a. 等长收缩－放松技术

治疗师用右手抵住被拉伸者右脚第二～第五趾的背侧。被拉伸者维持右侧踝关节的角度不变，对抗治疗师右手施加的力（治疗师的用力方向如图4.2.4中的箭头所示），使右脚第二～第五趾等长背屈6秒（该拉伸技术的起始体位见图4.2.4）。

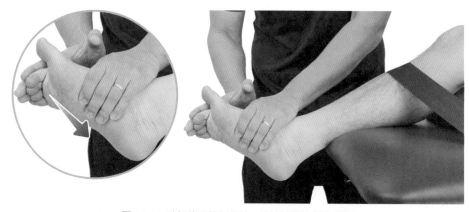

图4.2.4　趾长伸肌等长收缩－放松技术的起始体位

随后被拉伸者放松并深呼吸，在其呼气时，治疗师采用被动拉伸技术尝试进一步扩大被拉伸者在右脚内翻的状态下右侧踝关节的跖屈范围（该拉伸技术的结束体位见图4.2.5）。

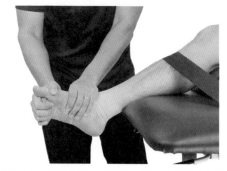

图4.2.5　趾长伸肌等长收缩－放松技术的结束体位

b. 交互抑制技术

治疗师用右手第二~第五指抵住被拉伸者右脚第二~第五趾屈侧。被拉伸者对抗治疗师右手手指施加的力（治疗师的用力方向如图4.2.6中的箭头所示），使右脚第二~第五趾等长屈曲6秒（该拉伸技术的起始体位见图4.2.6）。

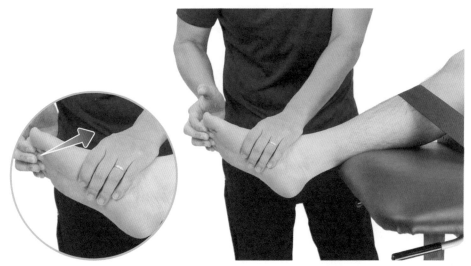

图4.2.6 趾长伸肌交互抑制技术的起始体位

随后被拉伸者放松并深呼吸，在其呼气时，治疗师采用被动拉伸技术尝试进一步扩大被拉伸者在右脚内翻的状态下右侧踝关节的跖屈范围（该拉伸技术的结束体位见图4.2.7）。

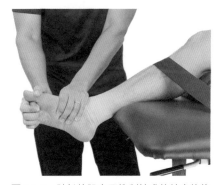

图4.2.7 趾长伸肌交互抑制技术的结束体位

第三节 姆长伸肌

一、姆长伸肌的位置

姆长伸肌（见图4.3.1）位于胫骨前肌和趾长伸肌之间。

二、踇长伸肌的解剖结构

踇长伸肌起自腓骨前面和小腿骨间膜，止于踇趾远节趾骨底背面。

三、踇长伸肌的功能

第一趾伸展。

踝关节背屈。

足内翻。

图4.3.1 踇长伸肌

四、踇长伸肌的拉伸技术（以右侧为例）

1. 被拉伸者的体位

被拉伸者呈仰卧位，将右侧踝关节放在治疗床尾端床沿以外，右脚外翻。治疗师可以在其右侧膝关节下方垫一个泡沫轴或垫子以保持其右侧膝关节处于微屈状态，并且可以使用治疗带或关节松动带固定其右侧小腿。

2. 治疗师的体位

治疗师面向被拉伸者的脚部，站在其右侧小腿的外侧。

3. 拉伸技术

I. 被动拉伸

治疗师用左手握住被拉伸者右脚的背内侧以维持其右脚外翻的状态，用右手从背侧握住被拉伸者的右脚踇趾并使跖趾关节、趾间关节完全屈曲，从而固定其踇趾（该拉伸技术的起始体位见图4.3.2）。

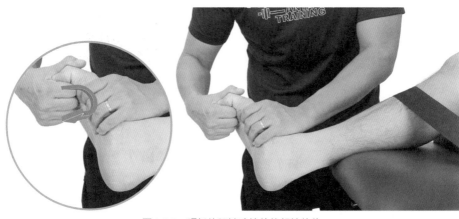

图4.3.2 踇长伸肌被动拉伸的起始体位

治疗师保持被拉伸者右脚外翻的状态，随后使其右侧踝关节跖屈至活动范围末端（治疗师的用力方向如图4.3.2中的箭头所示）。在活动范围末端维持被拉伸者右侧踝关节被动跖屈30~60秒。随后治疗师使用上述被动拉伸技术再进行2~3次被动拉伸，逐渐扩大被拉伸者在右脚外翻的状态下右侧踝关节的跖屈范围，直到该范围无法再扩大（该拉伸技术的结束体位见图4.3.3）。

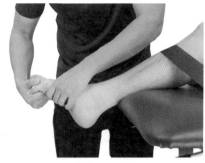

图4.3.3　拇长伸肌被动拉伸的结束体位

II. PNF拉伸

a. 等长收缩－放松技术

治疗师用右手拇指抵住被拉伸者右脚拇趾的背侧。被拉伸者维持右侧踝关节的角度不变，对抗治疗师右手施加的力（治疗师的用力方向如图4.3.4中的箭头所示），使右脚拇趾等长背屈6秒（该拉伸技术的起始体位见图4.3.4）。

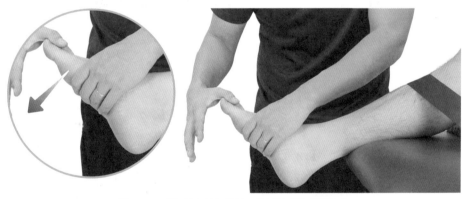

图4.3.4　拇长伸肌等长收缩－放松技术的起始体位

随后被拉伸者放松并深呼吸，在其呼气时，治疗师采用被动拉伸技术尝试进一步扩大被拉伸者在右脚外翻的状态下右侧踝关节的跖屈范围（该拉伸技术的结束体位见图4.3.5）。

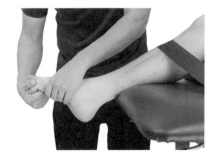

图4.3.5　拇长伸肌等长收缩－放松技术的结束体位

b. 交互抑制技术

治疗师用右手示指抵住被拉伸者右脚姆趾屈侧。被拉伸者对抗治疗师右手示指施加的力（治疗师的用力方向如图4.3.6中的箭头所示），使右脚姆趾等长屈曲6秒（该拉伸技术的起始体位见图4.3.6）。

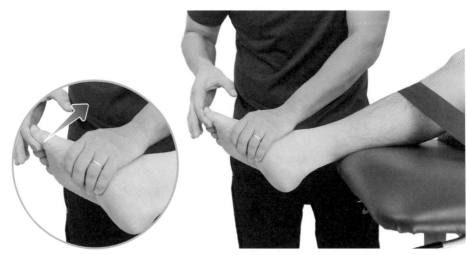

图4.3.6　姆长伸肌交互抑制技术的起始体位

随后被拉伸者放松并深呼吸，在其呼气时，治疗师采用被动拉伸技术尝试进一步扩大被拉伸者在右脚外翻的状态下右侧踝关节的跖屈范围（该拉伸技术的结束体位见图4.3.7）。

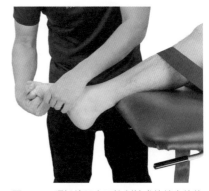

图4.3.7　姆长伸肌交互抑制技术的结束体位

第四节　腓骨长肌和腓骨短肌

一、腓骨长肌和腓骨短肌的位置

腓骨长肌（见图4.4.1）是小腿外侧浅层的长羽状肌，腓骨短肌位于腓骨长肌深层，为短羽状肌。

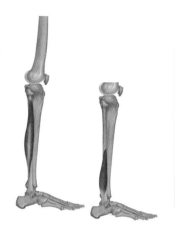

二、腓骨长肌和腓骨短肌的解剖结构

腓骨长肌起自腓骨外侧面上方，肌腱经外踝转向前，止于内侧楔骨和第一跖骨底。

腓骨短肌起自腓骨外侧面下方，止于第五跖骨底。

三、腓骨长肌和腓骨短肌的功能

踝关节跖屈。

足外翻。

四、腓骨长肌和腓骨短肌的拉伸技术（以右侧为例）

图 4.4.1　腓骨长肌和腓骨短肌

1. 被拉伸者的体位

被拉伸者呈俯卧位，右侧髋关节呈中立位，右侧膝关节屈曲约90°。为了增强稳定性，被拉伸者的右侧小腿外侧可以靠着治疗师的腹部或胸部。

2. 治疗师的体位

治疗师面向被拉伸者的脚部，站在其右脚的右侧。

3. 拉伸技术

I. 被动拉伸

治疗师用右手握住被拉伸者右脚脚底的外侧（包括骰骨），用左手握住其右侧踝关节正上方的小腿前侧，以固定被拉伸者的右侧小腿（该拉伸技术的起始体位见图4.4.2）。

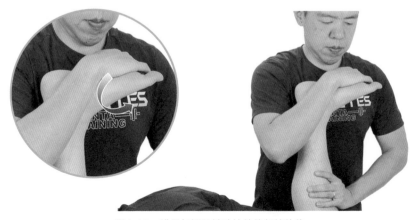

图 4.4.2　腓骨长短肌被动拉伸的起始体位

治疗师用右手使被拉伸者的右脚内翻至最大限度，随后使其右侧踝关节背屈至活动范围末端（治疗师的用力方向如图4.4.2中的箭头所示）。在活动范围末端维持被拉伸者右侧踝关节被动背屈30~60秒。随后治疗师使用上述被动拉伸技术再进行2~3次被动拉伸，逐渐扩大被拉伸者在右脚内翻的状态下右侧踝关节的背屈范围，

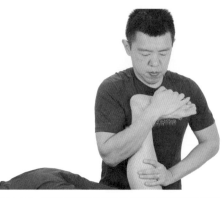

图4.4.3　腓骨长肌和腓骨短肌被动拉伸的结束体位

直到该范围无法再扩大（该拉伸技术的结束体位见图4.4.3）。

Ⅱ. PNF拉伸

a. 等长收缩–放松技术

治疗师用右手手掌抵住被拉伸者的右脚脚底。被拉伸者维持右侧踝关节的角度不变，对抗治疗师右手施加的力（治疗师的用力方向如图4.4.4中的箭头所示），使右侧踝关节等长跖屈6秒（该拉伸技术的起始体位见图4.4.4）。

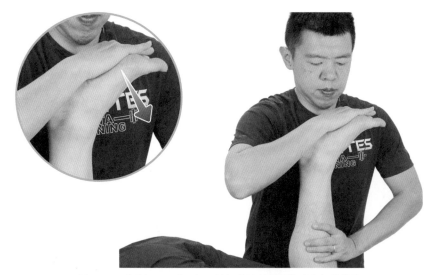

图4.4.4　腓骨长肌和腓骨短肌等长收缩–放松技术的起始体位

随后被拉伸者放松并深呼吸，在其呼气时，治疗师采用被动拉伸技术尝试进一步扩大被拉伸者在右足内翻的状态下右侧踝关节的背屈范围（该拉伸技术的结束体位见图4.4.5）。

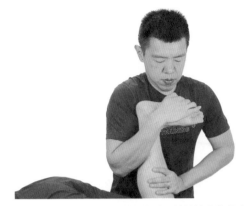

图4.4.5　腓骨长肌和腓骨短肌等长收缩－放松技术的结束体位

b. 交互抑制技术

治疗师用左手抵住被拉伸者的右脚脚背。被拉伸者对抗治疗师左手施加的力（治疗师的用力方向如图4.4.6中的箭头所示），使右侧踝关节等长背屈6秒（该拉伸技术的起始体位见图4.4.6）。

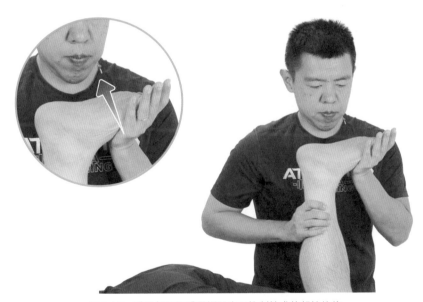

图4.4.6　腓骨长肌和腓骨短肌交互抑制技术的起始体位

随后被拉伸者放松并深呼吸，在其呼气时，治疗师采用被动拉伸技术尝试进一步扩大被拉伸者在右脚内翻的状态下右侧踝关节的背屈范围（该拉伸技术的结束体位见图4.4.7）。

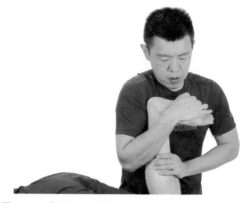

图4.4.7　腓骨长肌和腓骨短肌交互抑制技术的结束体位

第五节　第三腓骨肌

一、第三腓骨肌的位置

第三腓骨肌（见图4.5.1）位于腓骨长短肌深面的前部，为短羽状肌。

二、第三腓骨肌的解剖结构

第三腓骨肌起自腓、胫骨上端，止于第五跖骨底。

三、第三腓骨肌的功能

踝关节背屈。

足外翻。

四、第三腓骨肌的拉伸技术（以右侧为例）

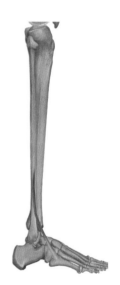

图4.5.1　第三腓骨肌

1. 被拉伸者的体位

被拉伸者呈仰卧位，将右侧踝关节置于治疗床尾端床沿以外，右足内翻。治疗师可以在其右侧膝关节下方垫一个泡沫轴或垫子以保持其右侧膝关节处于微屈状态，并且可以使用治疗带固定其右侧小腿。

2. 治疗师的体位

治疗师面向被拉伸者的脚部，站在其右脚的外侧。

3. 拉伸技术

I. 被动拉伸

治疗师用右手握住被拉伸者的右脚脚背（包括右脚第五跖骨底部），并保持其右脚处于完全内翻的状态；用左手握住被拉伸者右侧小腿，并将其固定在治疗床上（该拉伸技术的起始体位见图4.5.2）。

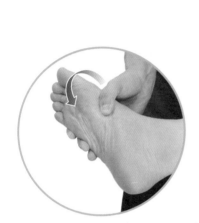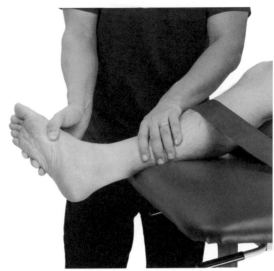

图4.5.2　第三腓骨肌被动拉伸的起始体位

治疗师用右手保持被拉伸者右脚内翻的状态，随后使其右侧踝关节跖屈至活动范围末端（治疗师的用力方向如图4.5.2中的箭头所示）。在活动范围末端维持被拉伸者右侧踝关节被动跖屈30~60秒。随后治疗师使用上述被动拉伸技术再进行2~3次被动拉伸，逐渐扩大被拉伸者在右脚内翻的状态下右侧踝关节的跖屈范围，直到该范围无法再扩大（该拉伸技术的结束体位见图4.5.3）。

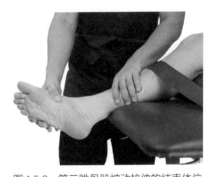

图4.5.3　第三腓骨肌被动拉伸的结束体位

II. PNF拉伸

a. 等长收缩－放松技术

治疗师用右手抵住被拉伸者右脚脚背的外侧。被拉伸者维持右侧踝关节的角度不变，对抗治疗师右手施加的力（治疗师的用力方向如图4.5.4中的箭头所示），使右侧踝关节等长背屈6秒（该拉伸技术的起始体位见图4.5.4）。

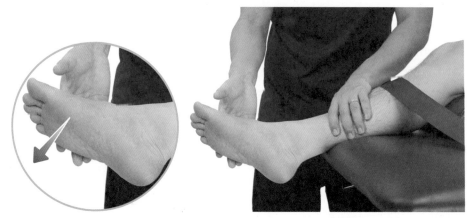

图4.5.4　第三腓骨肌等长收缩－放松技术的起始体位

随后被拉伸者放松并深呼吸，在其呼气时，治疗师采用被动拉伸技术尝试进一步扩大被拉伸者在右脚内翻的状态下右侧踝关节的跖屈范围（该拉伸技术的结束体位见图4.5.5）。

b. 交互抑制技术

治疗师用右手抵住被拉伸者的右脚脚底。被拉伸者对抗治疗师右手施加的力（治疗师的用力方向如图4.5.6中的箭头所示），使右侧踝关节等长跖屈6秒（该拉伸技术的起始体位见图4.5.6）。

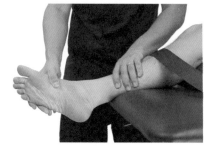

图4.5.5　第三腓骨肌等长收缩－放松技术的结束体位

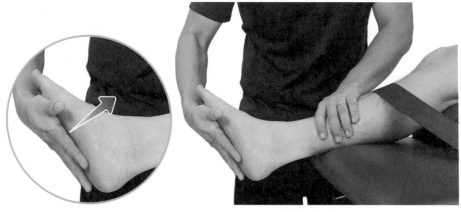

图4.5.6　第三腓骨肌交互抑制技术的起始体位

随后被拉伸者放松并深呼吸，在其呼气时，治疗师采用被动拉伸技术尝试进一步扩大被拉伸者在右脚内翻的状态下右侧踝关节的跖屈范围（该拉伸技术的结束体位见图4.5.7）。

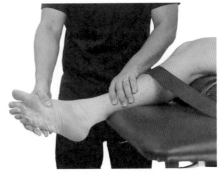

图4.5.7　第三腓骨肌交互抑制技术的结束体位

第六节　腓肠肌

一、腓肠肌的位置

腓肠肌（见图4.6.1）是小腿后部强大有力的二头肌，也是小腿三头肌（由浅层的腓肠肌和深层的比目鱼肌组成）中最大、最表浅的。

二、腓肠肌的解剖结构

腓肠肌包括内侧头和外侧头。内侧头起自股骨内侧髁后面，外侧头起自股骨外侧髁后面，共同止于跟骨后面。

三、腓肠肌的功能

踝关节跖屈。

膝关节屈曲。

四、腓肠肌的拉伸技术

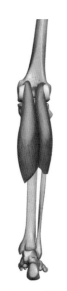

图4.6.1　腓肠肌

（一）腓肠肌的整体拉伸技术（以右侧为例）

1. 被拉伸者的体位

被拉伸者以左脚在前、右脚在后的姿势站立，身体前倾；左侧髋关节屈曲，右腿向后伸展，膝关节伸直，右脚脚趾和前脚掌踩在地面上。

2. 治疗师的体位

治疗师面向被拉伸者的脚，站在其右后方。

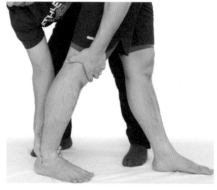

3. 拉伸技术

I. 被动拉伸

治疗师用左手握住被拉伸者右侧膝关节的前侧，用右手握住其右侧踝关节后侧（该拉伸技术的起始体位见图4.6.2）。

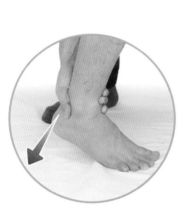
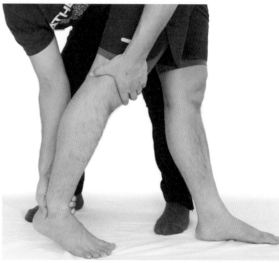

图4.6.2　腓肠肌整体被动拉伸的起始体位

在被拉伸者的主动协助下，治疗师逐渐将被拉伸者的右脚脚跟压向地面，以使被拉伸者的右侧踝关节被动背屈（注意：需要始终保持其膝关节处于伸直状态）。治疗师的用力方向如图4.6.2中的箭头所示。在活动范围末端维持被拉伸者右侧踝关节被动背屈30~60秒。随后治疗师使用上述被动拉伸技术再进行2~3次被动拉伸，通过逐渐增加被拉伸者右脚后置的距离来扩大其右侧踝关节的被动背屈范围，直到该范围无法再扩大（该拉伸技术的结束体位见图4.6.3）。

图4.6.3　腓肠肌整体被动拉伸的结束体位

II. 等长收缩－放松技术

治疗师的握法不变。被拉伸者维持右侧踝关节的角度不变，右脚脚掌蹬地，使右侧踝关节等长跖屈6秒（该拉伸技术的起始体位见图4.6.4）。

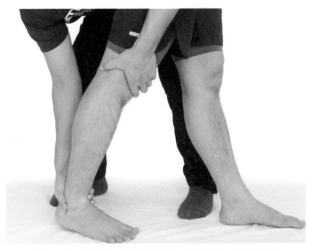

图4.6.4　腓肠肌整体等长收缩－放松技术的起始体位

随后被拉伸者放松并深呼吸，在其
呼气时，治疗师将其右脚略微后移并采
用被动拉伸技术尝试进一步扩大被拉伸
者右侧踝关节的背屈范围（该拉伸技术
的结束体位见图4.6.5）。

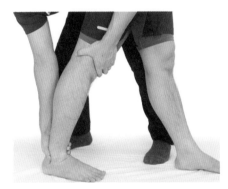

图4.6.5　腓肠肌整体等长收缩－放松技术的结
束体位

（二）腓肠肌外侧头的拉伸技术（以右侧为例）

1. 被拉伸者的体位

被拉伸者以左脚在前、右脚在后的姿势站立，身体前倾；左侧髋关节屈曲，
右腿向后伸展，膝关节伸直，右脚脚趾和前脚掌踩在地面上，右脚脚跟内侧和足
弓内侧置于楔形垫上以支撑脚部。

2. 治疗师的体位

治疗师面向被拉伸者的脚部，站在其右侧小腿的外侧。

3. 拉伸技术

I. 被动拉伸

治疗师用右手握住被拉伸者右侧膝关节的前外侧，用左手握住其右侧小腿（该

123

拉伸技术的起始体位见图4.6.6）。

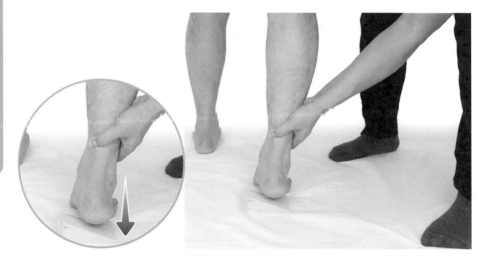

图4.6.6　腓肠肌外侧头被动拉伸的起始体位

在被拉伸者的主动协助下，治疗师逐渐将被拉伸者的右脚脚跟压向地面，以使被拉伸者的右侧踝关节被动背屈（注意：需要始终保持其膝关节处于伸直状态）。由于右脚脚跟内侧和足弓内侧置于楔形垫上，因此此时右脚处于内翻状态。治疗师的用力方向如图4.6.6中的箭头所示。在活动范围末端维持被拉伸者右侧踝关节被动背屈30~60秒。

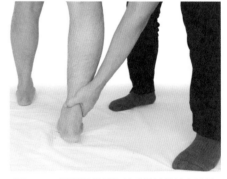

图4.6.7　腓肠肌外侧头被动拉伸的结束体位

随后治疗师使用上述被动拉伸技术再进行2~3次被动拉伸，通过逐渐扩大被拉伸者右脚后置的距离来扩大其在右脚内翻的状态下右侧踝关节的被动背屈范围，直到该范围无法再扩大（该拉伸技术的结束体位见图4.6.7）。

II. 等长收缩–放松技术

治疗师的握法不变。被拉伸者维持右侧踝关节的角度不变，右脚脚掌蹬地，使右侧踝关节等长跖屈6秒（该拉伸技术的起始体位见图4.6.8）。

随后被拉伸者放松并深呼吸，在其呼气时，治疗师将其右脚略微后移并采用被动拉伸技术尝试进一步扩大被拉伸者在右脚内翻的状态下右侧踝关节的背屈范围（该拉伸技术的结束体位见图4.6.9）。

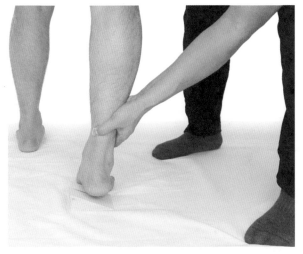

图4.6.8　腓肠肌外侧头等长收缩－放松技术的起始体位

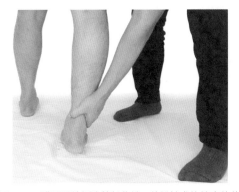

图4.6.9　腓肠肌外侧头等长收缩－放松技术的结束体位

（三）腓肠肌内侧头的拉伸技术（以右侧为例）

1. 被拉伸者的体位

被拉伸者以左脚在前、右脚在后的姿势站立，身体前倾；左侧髋关节屈曲，右腿向后伸展，膝关节伸直，右脚脚趾和前脚掌踩在地面上，右脚脚跟外侧和足弓外侧置于楔形垫上以支撑脚部。

2. 治疗师的体位

治疗师面向被拉伸者的脚部，站在其右侧小腿的外侧。

3. 拉伸技术

I. 被动拉伸

治疗师用右手握住被拉伸者右侧膝关节的前内侧，用左手握住其右侧小腿（该

125

拉伸技术的起始体位见图4.6.10）。

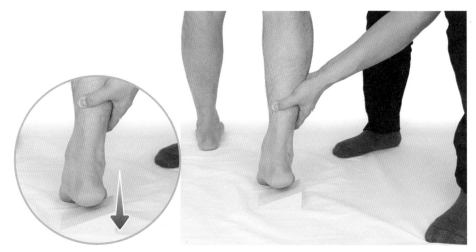

图4.6.10　腓肠肌内侧头被动拉伸的起始体位

在被拉伸者的主动协助下，治疗师逐渐将被拉伸者的右脚脚跟压向地面，以使被拉伸者的右侧踝关节被动背屈（注意：需要始终保持其膝关节处于伸直状态）。由于右脚脚跟外侧和足弓外侧置于楔形垫，因此此时右脚处于外翻状态。治疗师的用力方向如图4.6.10中的箭头所示。在活动范围末端维持被拉

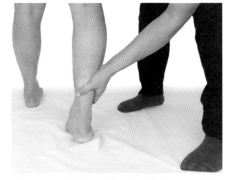

图4.6.11　腓肠肌内侧头被动拉伸的结束体位

伸者右侧踝关节被动背屈30~60秒。随后治疗师使用上述被动拉伸技术再进行2~3次被动拉伸，通过逐渐扩大被拉伸者右脚后置的距离来扩大其在右脚外翻的状态下的右侧踝关节的被动背屈范围，直到该范围无法再扩大（该拉伸技术的结束体位见图4.6.11）。

II. 等长收缩－放松技术

治疗师的握法不变。被拉伸者维持右侧踝关节的角度不变，右脚脚掌蹬地，使右侧踝关节等长跖屈6秒（该拉伸技术的起始体位见图4.6.12）。

随后被拉伸者放松并深呼吸，在其呼气时，治疗师将其右脚略微后移并采用被动拉伸技术尝试进一步扩大被拉伸者在右脚外翻的状态下右侧踝关节的背屈范围（该拉伸技术的结束体位见图4.6.13）。

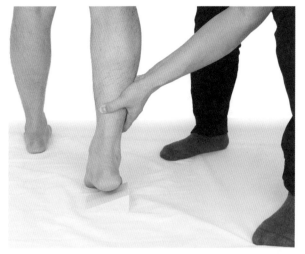

图4.6.12　腓肠肌内侧头等长收缩－放松技术的起始体位

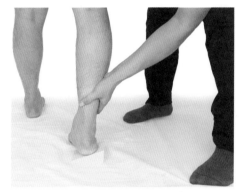

图4.6.13　腓肠肌内侧头等长收缩－放松技术的结束体位

第七节　比目鱼肌

一、比目鱼肌的位置

比目鱼肌（见图4.7.1）位于腓肠肌的深面，属于小腿三头肌。

二、比目鱼肌的解剖结构

比目鱼肌起自腓骨后面的上部和胫骨比目鱼肌线，肌束向下移行为肌腱，止于跟骨后面。

三、比目鱼肌的功能

踝关节跖屈。

四、比目鱼肌的拉伸技术

（一）站立位比目鱼肌的拉伸技术（以右侧为例）

1. 被拉伸者的体位

被拉伸者以左脚在前、右脚在后的姿势站立，身体前倾；左侧髋关节屈曲，右腿向后伸展，膝关节伸直，右脚全脚掌踩在地面上。

2. 治疗师的体位

治疗师面向被拉伸者的脚部，站在其右小腿的内侧。

3. 拉伸技术

I. 被动拉伸

治疗师用右手握住被拉伸者右侧踝关节后侧，并将其右脚脚跟固定在地面上，用左手握住其右侧膝关节的后侧（该拉伸技术的起始体位见图4.7.2）。

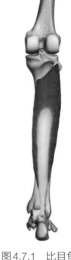

图4.7.1　比目鱼肌

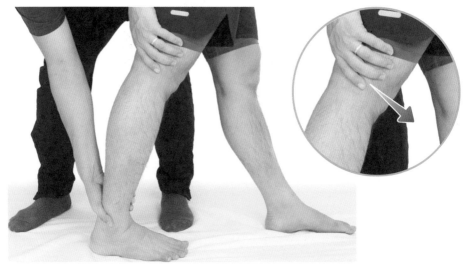

图4.7.2　站立位比目鱼肌被动拉伸的起始体位

在被拉伸者的主动协助下，治疗师逐渐使被拉伸者的右侧膝关节屈曲，同时始终保持其右脚脚跟踩在地面上，以使被拉伸者的右侧踝关节被动背屈（治疗师的用力方向如图4.7.2中的箭头所示）。在活动范围末端维持被拉伸者右侧踝关节被动背屈30~60秒。随后治疗师使用上述被动拉伸技术再进行2~3次被动拉伸，通过逐渐增加被拉伸者右脚后置的距离来扩大右侧踝关节的被动背屈范围，直到该范围无法再扩大（该拉伸技术的结束体位见图4.7.3）。

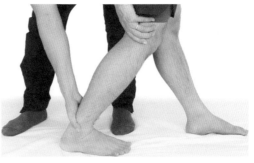

图4.7.3 站立位比目鱼肌被动拉伸的结束体位

Ⅱ. 等长收缩－放松技术

治疗师的握法不变。被拉伸者维持右侧踝关节的角度不变，右脚脚掌蹬地，使右侧踝关节等长跖屈6秒（该拉伸技术的起始体位见图4.7.4）。

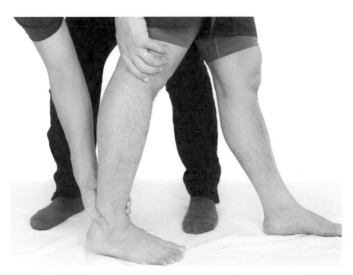

图4.7.4 站立位比目鱼肌等长收缩－放松技术的起始体位

随后被拉伸者放松并深呼吸，在其呼气时，治疗师将其右脚略微后移并采用被动拉伸技术尝试进一步扩大被拉伸者右侧踝关节的背屈范围（该拉伸技术的结束体位见图4.7.5）。

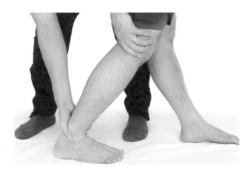

图4.7.5 站立位比目鱼肌等长收缩－放松技术的结束体位

（二）俯卧位比目鱼肌的拉伸技术（以右侧为例）

1. 被拉伸者的体位

被拉伸者呈俯卧位，右侧膝关节屈曲约90°。

2. 治疗师的体位

治疗师面向被拉伸者的脚部，站在其右后外侧。

3. 拉伸技术

Ⅰ. 被动拉伸

治疗师用左手固定被拉伸者的右脚脚跟，使左侧前臂贴着被拉伸者的右脚脚底，用右手握住被拉伸者的右脚脚背。为了增强稳定性或更便于施力，被拉伸者的右脚外侧可靠着治疗师的胸部（该拉伸技术的起始体位见图4.7.6）。

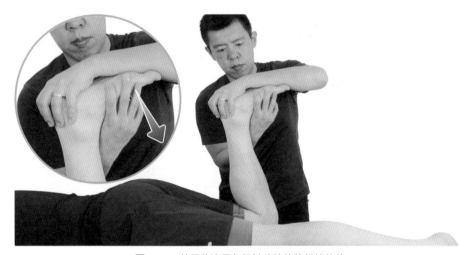

图4.7.6　俯卧位比目鱼肌被动拉伸的起始体位

维持被拉伸者右侧膝关节的角度不变，治疗师使其右侧踝关节背屈至活动范围末端（治疗师的用力方向如图4.7.6中的箭头所示）。在活动范围末端维持被拉伸者右侧踝关节被动背屈30~60秒。随后治疗师使用上述被动拉伸技术再进行2~3次被动拉伸，逐渐扩大被拉伸者在膝关节屈曲体位下右

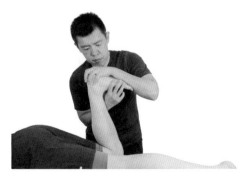

图4.7.7　俯卧位比目鱼肌被动拉伸的结束体位

侧踝关节的背屈范围，直到该范围无法再扩大（该拉伸技术的结束体位见图4.7.7）。

II. PNF拉伸

a. 等长收缩－放松技术

治疗师左手握法不变。被拉伸者维持右侧踝关节的角度不变，对抗治疗师左侧前臂施加的力（治疗师的用力方向如图4.7.8中的箭头所示），使右侧踝关节等长跖屈6秒（该拉伸技术的起始体位见图4.7.8）。

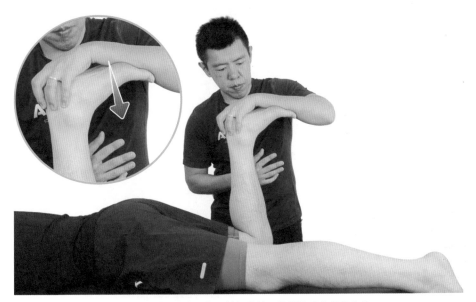

图4.7.8　俯卧位比目鱼肌等长收缩－放松技术的起始体位

随后被拉伸者放松并深呼吸，在其呼气时，治疗师采用被动拉伸技术尝试进一步扩大被拉伸者在膝关节屈曲体位下右侧踝关节的背屈范围（该拉伸技术的结束体位见图4.7.9）。

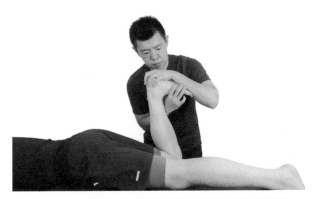

图4.7.9　俯卧位比目鱼肌等长收缩－放松技术的结束体位

b. 交互抑制技术

治疗师用左手抵住被拉伸者的右脚脚背。被拉伸者对抗治疗师左手施加的力（治疗师的用力方向如图4.7.10中的箭头所示），使右侧踝关节等长背屈6秒（该拉伸技术的起始体位见图4.7.10）。

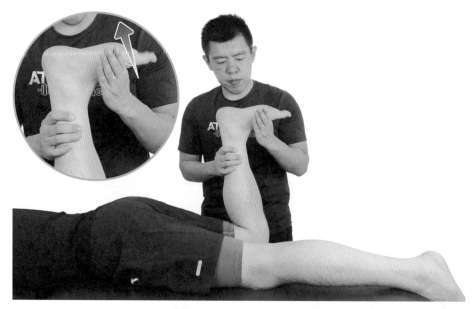

图4.7.10　俯卧位比目鱼肌交互抑制技术的起始体位

随后被拉伸者放松并深呼吸，在其呼气时，治疗师采用被动拉伸技术尝试进一步扩大被拉伸者在膝关节屈曲体位下右侧踝关节的背屈范围（该拉伸技术的结束体位见图4.7.11）。

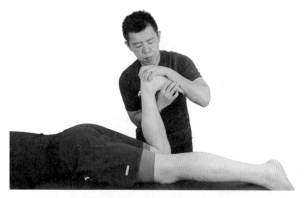

图4.7.11　俯卧位比目鱼肌交互抑制技术的结束体位

第八节 胫骨后肌

一、胫骨后肌的位置

胫骨后肌（见图4.8.1）是小腿后群肌中的一块肌肉，位于小腿三头肌深层，趾长屈肌和踇长屈肌之间。

二、胫骨后肌的解剖结构

胫骨后肌起自胫骨、腓骨和小腿骨间膜后面，止于足舟骨粗隆和3块楔骨。

三、胫骨后肌的功能

踝关节跖屈。

足内翻。

四、胫骨后肌的拉伸技术（以右侧为例）

1. 被拉伸者的体位

被拉伸者呈俯卧位，右侧膝关节屈曲约90°。

2. 治疗师的体位

治疗师面向被拉伸者的脚部，站在其右小腿的外侧。

3. 拉伸技术

I. 被动拉伸

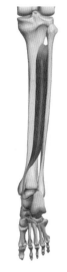

图4.8.1 胫骨后肌

治疗师用左手握住被拉伸者右脚部的跖侧，用左手手指覆盖其右脚内侧（包括足舟骨），并使右脚完全外翻；用右手握住其右踝关节近端的小腿后侧，以固定被拉伸者的右侧小腿（该拉伸技术的起始体位见图4.8.2）。

治疗师用左手保持被拉伸者右脚外翻的状态，随后使其右侧踝关节背屈至活动范围末端（治疗师的用力方向如图4.8.2中的箭头所示）。在活动范围末端维持被拉伸者右侧踝关节被动背屈30~60秒。随后治疗师使用上述被动拉伸技术再进行2~3次被动拉伸，逐渐扩大被拉伸者在右脚外翻的状态下右侧踝关节的背屈范围，直到该范围无法再扩大（该拉伸技术的结束体位见图4.8.3）。

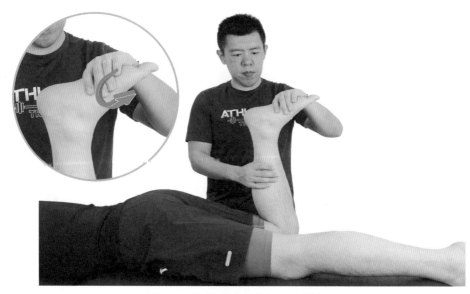

图4.8.2　胫骨后肌被动拉伸的起始体位

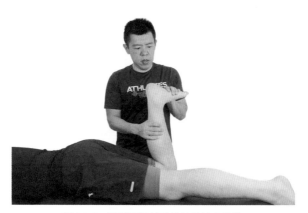

图4.8.3　胫骨后肌被动拉伸的结束体位

II. PNF拉伸

a. 等长收缩－放松技术

治疗师的握法不变。被拉伸者维持右侧踝关节的角度不变，对抗治疗师左手施加的力（治疗师的用力方向如图4.8.4中的箭头所示），使右侧踝关节等长跖屈6秒（该拉伸技术的起始体位见图4.8.4）。

随后被拉伸者放松并深呼吸，在其呼气时，治疗师采用被动拉伸技术尝试进一步扩大被拉伸者在右脚外翻的状态下右侧踝关节的背屈范围（该拉伸技术的结束体位见图4.8.5）。

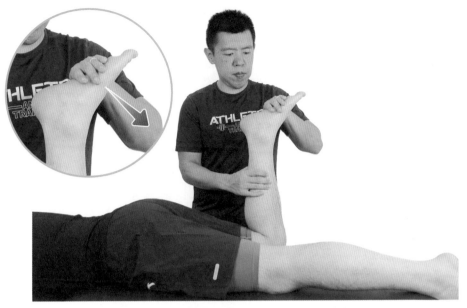

图4.8.4　胫骨后肌等长收缩－放松技术的起始体位

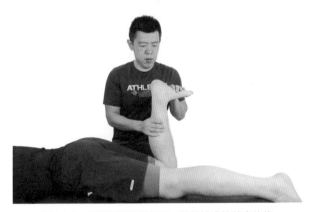

图4.8.5　胫骨后肌等长收缩－放松技术的结束体位

b. 交互抑制技术

治疗师用左手抵住被拉伸者的右脚脚背。被拉伸者对抗治疗师左手施加的力（治疗师的用力方向如图4.8.6中的箭头所示），使右侧踝关节等长背屈6秒（该拉伸技术的起始体位见图4.8.6）。

随后被拉伸者放松并深呼吸，在其呼气时，治疗师采用被动拉伸技术尝试进一步扩大被拉伸者在右脚外翻的状态下右侧踝关节的背屈范围（该拉伸技术的结束体位见图4.8.7）。

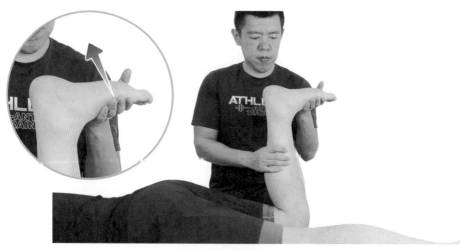

图4.8.6　胫骨后肌交互抑制技术的起始体位

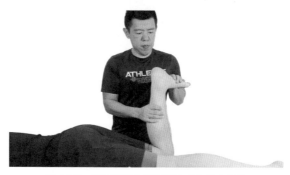

图4.8.7　胫骨后肌交互抑制技术的结束体位

第九节　趾长屈肌

一、趾长屈肌的位置

趾长屈肌（见图4.9.1）位于小腿三头肌的深层，为羽状肌。

二、趾长屈肌的解剖结构

趾长屈肌起自胫骨后面中部，肌腱经内踝转至足底分成4条肌腱，止于第二 ~ 五趾远节趾骨底。

三、趾长屈肌的功能

第二 ~ 五趾屈曲。

踝关节跖屈。

足内翻。

四、趾长屈肌的拉伸技术（以右侧为例）

1. 被拉伸者的体位
被拉伸者呈俯卧位，右侧膝关节屈曲约90°。

2. 治疗师的体位
治疗师面向被拉伸者的脚部，站在其右侧小腿的后外侧。

3. 拉伸技术

I. 被动拉伸
治疗师用右手握住被拉伸者右脚跗趾以外的4趾，并使其近

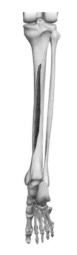

图4.9.1　趾长屈肌

端趾间关节、远端趾间关节及跖趾关节伸展至最大限度；用左手握住右脚足弓外侧和脚背外侧，并使右脚外翻。为了增强稳定性或更便于施力，被拉伸者的右脚外侧可靠着治疗师的胸部（该拉伸技术的起始体位见图4.9.2）。

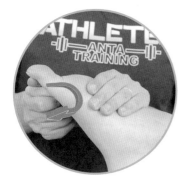
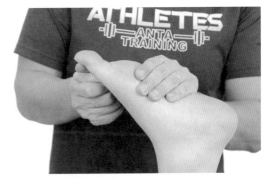

图4.9.2　趾长屈肌被动拉伸的起始体位

治疗师保持右脚外侧4趾各关节处于伸展状态，以及右脚外翻状态，随后用力将右侧踝关节背屈至活动范围末端（治疗师的用力方向如图4.9.2中的箭头所示）。在活动范围末端维持被拉伸者右侧踝关节被动背屈30~60秒。随后治疗师使用上述被动拉伸技术再进行2~3次被动拉伸，逐渐扩大被拉伸者在右脚外翻的状态下

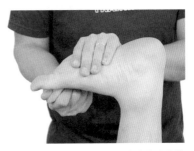

图4.9.3　趾长屈肌被动拉伸的结束体位

右侧踝关节的背屈范围，直到该范围无法再扩大（该拉伸技术的结束体位见图4.9.3）。

II. PNF拉伸

a. 等长收缩－放松技术

治疗师用右手拇指抵住被拉伸者右脚踇趾以外4趾的屈侧。被拉伸者维持右侧踝关节的角度不变，对抗治疗师右手拇指施加的力（治疗师的用力方向如图4.9.4中的箭头所示），使右脚第二～第五趾各关节等长踮屈6秒（该拉伸技术的起始体位见图4.9.4）。

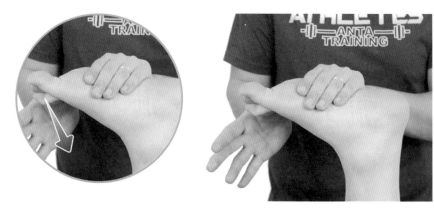

图4.9.4　趾长屈肌等长收缩－放松技术的起始体位

随后被拉伸者放松并深呼吸，在其呼气时，治疗师采用被动拉伸技术尝试进一步扩大被拉伸者在右脚外翻的状态下右侧踝关节的背屈范围（该拉伸技术的结束体位见图4.9.5）。

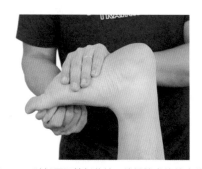

图4.9.5　趾长屈肌等长收缩－放松技术的结束体位

b. 交互抑制技术

治疗师用右手示指抵住被拉伸者右脚踇趾以外4趾的背侧。被拉伸者对抗治疗师右手示指施加的力（治疗师的用力方向如图4.9.6中的箭头所示），使右脚第二～五趾各关节等长背屈6秒（该拉伸技术的起始体位见图4.9.6）。

138

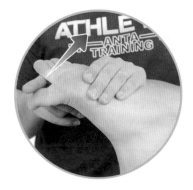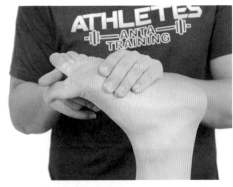

图4.9.6 趾长屈肌交互抑制技术的起始体位

随后被拉伸者放松并深呼吸，在其呼
气时，治疗师采用被动拉伸技术尝试进一
步扩大被拉伸者在右脚外翻的状态下右侧
踝关节的背屈范围（该拉伸技术的结束体
位见图4.9.7）。

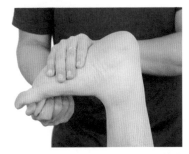

图4.9.7 趾长屈肌交互抑制技术的结束体位

第十节 跗长屈肌

一、跗长屈肌的位置

跗长屈肌（见图4.10.1）位于小腿腓侧深层，为羽状肌。

二、跗长屈肌的解剖结构

跗长屈肌起自腓骨后面下部，止于跗趾远节趾骨底。

三、跗长屈肌的功能

跗趾屈曲。

踝关节跖屈。

足内翻。

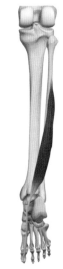

图4.10.1 跗长屈肌

四、踇长屈肌的拉伸技术（以右侧为例）

1. 被拉伸者的体位

被拉伸者呈俯卧位，右侧膝关节屈曲约90°。

2. 治疗师的体位

治疗师面向被拉伸者的脚部，站在其右侧小腿的后外侧。

3. 拉伸技术

I. 被动拉伸

治疗师用右手握住被拉伸者右脚踇趾并使其趾间关节及跖趾关节伸展至最大限度，用左手握住其右脚足弓外侧和脚背外侧，并使右脚外翻。为了增强稳定性或更便于施力，被拉伸者的右脚外侧可靠着治疗师的胸部（该拉伸技术的起始体位见图4.10.2）。

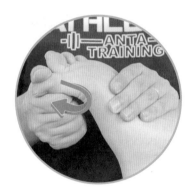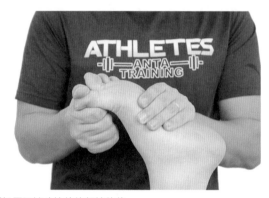

图4.10.2 踇长屈肌被动拉伸的起始体位

治疗师保持被拉伸者右脚踇趾各关节处于伸展状态以及右脚处于外翻状态，随后用力将其右侧踝关节背屈至活动范围末端，治疗师的用力方向如图4.10.2中的箭头所示。在活动范围末端维持被拉伸者右侧踝关节被动背屈30~60秒。随后治疗师使用上述被动拉伸技术再进行2~3次被动拉伸，逐渐扩大被拉伸者

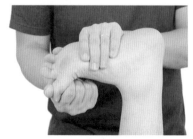

图4.10.3 踇长屈肌被动拉伸的结束体位

在右脚外翻的状态下右侧踝关节的背屈范围，直到该范围无法再扩大（该拉伸技术的结束体位见图4.10.3）。

II. PNF拉伸

a. 等长收缩－放松技术

治疗师用右手拇指抵住被拉伸者右脚拇趾的屈侧。被拉伸者维持右侧踝关节的角度不变，对抗治疗师右手拇指施加的力（治疗师的用力方向如图4.10.4中的箭头所示），使右脚拇趾各关节等长跖屈6秒（该拉伸技术的起始体位见图4.10.4）。

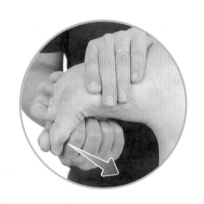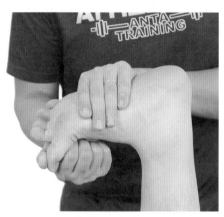

图4.10.4 拇长屈肌等长收缩－放松技术的起始体位

随后被拉伸者放松并深呼吸，在其呼气时，治疗师采用被动拉伸技术尝试进一步扩大被拉伸者在右脚外翻的状态下右侧踝关节的背屈范围（该拉伸技术的结束体位见图4.10.5）。

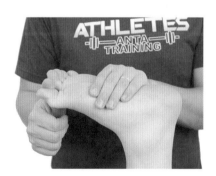

图4.10.5 拇长屈肌等长收缩－放松技术的结束体位

b. 交互抑制技术

治疗师用右手示指抵住被拉伸者右脚拇趾的背侧。被拉伸者对抗治疗师右手示指施加的力（治疗师的用力方向如图4.10.6中的箭头所示），使右脚拇趾各关节等长背屈6秒（该拉伸技术的起始体位见图4.10.6）。

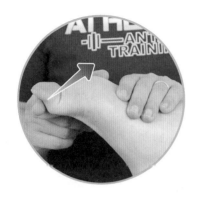

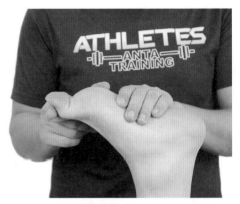

图4.10.6　跛长屈肌交互抑制技术的起始体位

随后被拉伸者放松并深呼吸，在其呼气时，治疗师采用被动拉伸技术尝试进一步扩大被拉伸者在右脚外翻的状态下右侧踝关节的背屈范围（该拉伸技术的结束体位见图4.10.7）。

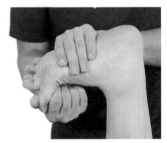

图4.10.7　跛长屈肌交互抑制技术的结束体位

踝关节肌肉功能汇总表

肌肉名称	功能	肌肉名称	功能
胫骨前肌	踝关节背屈 足内翻	腓肠肌	踝关节跖屈 膝关节屈曲
趾长伸肌	第二～五趾伸展 踝关节背屈 足外翻	比目鱼肌	踝关节跖屈
跛长伸肌	第一趾伸展 踝关节背屈 足内翻	胫骨后肌	踝关节跖屈 足内翻
腓骨长短肌	踝关节跖屈 足外翻	趾长屈肌	第二～五趾屈曲 踝关节跖屈 足内翻
第三腓骨肌	踝关节背屈 足外翻	跛长屈肌	跛趾屈曲 踝关节跖屈 足内翻